INTUBATION DU LARYNX

DANS LE CROUP

PAR

L. JACQUES

Docteur en médecine de la Faculté de Paris,
Interne et Externe des Hôpitaux de Marseille (Concours 1881 et 1884)
Ancien Interne de la Maternité
Lauréat de l'Ecole de médecine (années 1886 et 1887),
Lauréat du Comité médical des Bouches-du-Rhône (années 1885 et 1886),
Médaille d'argent des épidémies
(Ministère du Commerce, choléra de 1885).

PARIS
ANCIENNE LIBRAIRIE GERMER BAILLIÈRE ET Cie
FÉLIX ALCAN, ÉDITEUR
108, BOULEVARD SAINT-GERMAIN, 108

1888

INTUBATION DU LARYNX

DANS LE CROUP

INTUBATION DU LARYNX

DANS LE CROUP

PAR

L. JACQUES

Docteur en médecine de la Faculté de Paris,
Interne et Externe des Hôpitaux de Marseille (Concours 1881 et 1884)
Ancien Interne de la Maternité
Lauréat de l'Ecole de médecine (années 1886 et 1887),
Lauréat du Comité médical des Bouches-du-Rhône (années 1885 et 1886),
Médaille d'argent des épidémies
(Ministère du Commerce, choléra de 1885).

PARIS
ANCIENNE LIBRAIRIE GERMER BAILLIÈRE ET Cie
FÉLIX ALCAN, ÉDITEUR
108, BOULEVARD SAINT-GERMAIN, 108

1888

INTUBATION DU LARYNX

DANS LE CROUP

AVANT-PROPOS.

La question qui, en ces derniers temps, semblait dominer toutes les autres en Amérique, c'est celle du tubage, ou, suivant l'expression nouvelle, l'intubation du larynx. Il en a été question successivement, dans les derniers jours de mai 1887, à la réunion laryngologique américaine; le 2 juin, à l'Académie de médecine de New-York; une semaine plus tard, au meeting annuel de l'Association médicale américaine, à Chicago; et enfin, plusieurs séances d'une section du Congrès de Washington, du mois de septembre dernier, ont été consacrées à l'étude de cette question. Auparavant déjà, la presse médicale d'Amérique avait publié d'importants articles sur ce sujet.

Mis au courant de ce qui se faisait de l'autre côté de l'Atlantique par divers journaux de médecine français, nous avons désiré appliquer le système américain dans les cas de croup que nous aurions à soigner, pour nous rendre compte par nous-même de la valeur de la nouvelle méthode. Nous étions d'autant plus poussé vers l'essai de ce nouveau traitement chirurgical de la diphthérie que nous avions vu la trachéotomie échouer toutes les fois qu'elle était pratiquée, excepté dans un cas. Pendant ces trois dernières années, nous avons assisté, dans les hôpitaux, à plus de quarante trachéotomies ; nous l'avons pratiquée nous-même quelquefois pendant notre passage comme interne au service des enfants ; et, ainsi que nous venons de le voir, il n'y a eu qu'une guérison sur ce nombre assez considérable d'opérés. L'âge de ceux-ci à varié de 18 mois à 9 ans. La plupart mouraient dans le cours du second jour ; d'autres quelques heures après l'opération ; enfin quelques-uns succombaient le cinquième ou le sixième jour seulement. En présence de ces résultats déplorables, on aurait pu croire que les soins consécutifs ou les conditions opératoires étaient très défavorables, si l'on n'avait pas lu les lignes suivantes de Dujardin-Beaumetz, à propos de la trachéotomie (1) : « Trousseau prétendait que l'on perdait un malade sur deux ; quand j'étais interne à l'hôpital Sainte-Eugénie, en 1860, nous sauvions un malade sur quatre ou cinq ; aujourd'hui,

(1) Dujardin-Beaumetz. *Leçons de Clinique thérapeutique*, t. II, p. 811.

la proportion est encore moindre, et c'est à peine si l'on sauve un malade sur six ou sept. Il y a même des périodes désastreuses, comme celle de l'année 1880, où l'on voit, soit à l'hôpital des Enfants de la rue de Sèvres, soit à l'hôpital Sainte-Eugénie, presque tous les trachéotomisés mourir. » Ce passage nous donnait un peu l'explication des insuccès nombreux que nous constations : la trachéotomie ne réussissait pas mieux à Paris qu'à Marseille.

Nous nous sommes donc procuré les instruments de Joseph O'Dwyer, de New-York, l'inventeur de la méthode, et, depuis 8 mois que nous les possédons, nous avons eu l'occasion de pratiquer douze fois l'intubation du larynx, huit fois à l'hôpital et quatre fois en ville.

Nous aurions désiré avoir un plus grand nombre d'observations pour augmenter la valeur pratique de l'étude que nous allons faire et pour donner plus de poids aux conclusions que nous en déduisons. Nous demanderons donc l'indulgence de nos juges pour un travail que nous aurions voulu rendre plus complet ; pourtant notre tâche a été laborieuse, à cause des difficultés que nous avons eues à nous procurer l'instrumentation et les documents qui traitent de la matiere. De plus, toute cette littérature, éparse et peu complète encore, de l'aveu même des Américains, étant en langues étrangères, nous a coûté plus de labeurs pour la compréhension et l'exposé du sujet.

Un autre point encore augmente un peu notre embarras au début de cette question. En Amérique, il n'y a presque plus que des défenseurs de l'intubation; tandis qu'en France cette méthode semble frappée d'un ostracisme fâcheux que rien ne justifie pourtant. Les expériences de Bouchut, en 1858, furent condamnées formellement par l'Académie de médecine de Paris. Et maintenant que le procédé nous revient d'Amérique tout transformé, ayant atteint un degré de perfection remarquable, la presse médicale de notre pays, à part un ou deux articles timidement élogieux, n'en parle que pour faire remarquer ses inconvénients, tout en laissant presque entièrement dans l'ombre ses avantages.

Étudier la question aussi complètement que possible, montrer les qualités et les défauts de la méthode, en nous basant sur la lecture des travaux de ceux qui s'en sont occupés et sur notre modeste expérience, sera le but de tous nos efforts. Heureux si nous arrivons à un résultat satisfaisant.

Comme titre, nous avons préféré inscrire : « Intubation du larynx » que « Tubage de la glotte», car, ainsi que l'ont fait observer plusieurs auteurs américains, l'opération dont il s'agit maintenant n'est plus celle qu'on pratiquait autrefois. Bouchut plaçait une virole dans la glotte, plutôt qu'un véritable tube, ou tout au moins un tube très court et le terme « tubage de la glotte» pouvait convenir. Tandis qu'à présent, les tubes qu'on introduit dans le larynx sont forts longs; ils en occupent toute la hauteur et le débordent en bas jusqu'au point d'atteindre à une petite distance de la bifurcation des bronches. C'est un vrai cathétérisme ou intubation du larynx. Cette dernière expression est celle qui nous a paru le mieux convenir à cette opération. Et d'ailleurs c'est ainsi que les médecins américains disent tubage quand ils parlent de tubes courts, des expériences de Bouchut principalement, et intubation quand il s'agit de tubes longs. Or nous avons employé ces derniers, qui sont, jusqu'à maintenant, ceux que préfèrent les praticiens du Nouveau Continent.

Notre travail se compose de quatre chapitres. Dans le premier nous étudions l'historique du sujet ; dans le deuxième, l'état actuel de la question, les avantages et les inconvénients de la méthode ; dans le troisième, l'instrumentation et le manuel opératoire, suivis de nos douze observations ; et, enfin, dans le quatrième ou appendice, l'intubation dans diverses maladies du larynx, et pour terminer, nous donnons les conclusions que nous ont suggérées nos recherches bibliographiques et notre expérience personnelle.

Qu'il nous soit permis auparavant d'adresser de publics remerciements à tous ceux qui nous ont éclairé de leurs conseils et de leurs leçons dans le cours de nos études. Que MM. les professeurs de l'École de médecine reçoivent le témoignage de notre vive gratitude pour l'instruction que nous avons reçue d'eux. Que nos autres maîtres dans les hôpitaux veuillent bien agréer l'expression de notre reconnaissance pour leurs sages conseils et les leçons pratiques qu'ils nous ont données dans leurs services quand nous étions leur interne ou leur externe.

Nous adresserons nos remerciements d'une façon toute spéciale à M. Fioupe, médecin des hôpitaux, qui nous a permis, avec une grande bienveillance, d'employer la nouvelle méthode chez les petits malades de son service, et qui nous a ainsi fourni l'occasion d'observer des cas intéressants.

Parmi ceux à qui nous devons de la reconnaissance pour avoir contribué à notre thèse, il nous faut nommer M. le professeur Livon, qui nous a donné, avec sa haute compétence, l'explication physiologique de certains phénomènes mentionnés dans notre travail; M. Queirel, chirurgien en chef de la Maternité, dont les conseils et les encouragements si éclairés et si bienveillants nous ont soutenu dans le courant de nos expériences; les Drs Alezais, médecin des hôpitaux, Pagliano, chef de clinique obstétricale, et notre collègue M. Bonnefoy à qui nous devons d'avoir pu observer quelques cas de croup de plus et qui nous ont prêté leur assistance dans quelques-unes de nos intubations

Nous remercierons aussi beaucoup M. Gilchrist et M. de Bovis, externe des hôpitaux, pour le précieux concours qu'ils nous ont donné dans la traduction de nos divers documents. Nous ne saurions terminer ici sans adresser l'expression de notre reconnaissance au Dr Chabanet, de Tours-sur-Meymont, qui nous a si gracieusement adressé sa thèse et dans laquelle nous avons pu largement puiser dans le cours de cette étude.

HISTORIQUE.

Les premières tentatives de parer aux dangers résultant du rétrécissement du larynx, dans le croup spécialement, ne sont pas de date bien récente. C'est ainsi que dans la sténose laryngée, occasionnée par la présence de fausses membranes, on a employé tour à tour, pour combattre la dyspnée et l'asphyxie imminente, la brosse laryngée, l'éponge, la sonde, la pince, le cathétérisme du larynx et de la trachée, le tubage, la trachéotomie et l'intubation.

Aussi, lorsqu'en 1858, au cours d'une séance de l'Académie de médecine, Bouchut fit connaître «quelques faits nouveaux sur une nouvelle méthode du traitement chirurgical du croup : le tubage de la glotte » la priorité de la découverte fut-elle réclamée au nom du Dr Loiseau (de Montmartre) et même de Jobert (de Lamballe).

Quelque temps après, Brivois écrivit dans l'*Union médicale* qu'il pratiquait le tubage depuis neuf ans. Bouchut n'eut pas de peine à démontrer que ces auteurs avaient pratiqué ou décrit le cathétérisme du larynx et de la trachée plutôt que le tubage de la glotte. Il fit remarquer d'ailleurs que l'idée de son instrument lui avait été suggérée par les tubes laryngiens de Loiseau et aussi de Chaussier et de Depaul. Bouchut venait de présenter deux observations de tubage. La communication fut renvoyée à une commission composée de Blache, Nélaton et Trousseau. Elle donna lieu ensuite à une discussion longue, passionnée, mais fort intéressante.

Plusieurs membres de l'Académie de médecine y prirent part; toutefois, les principaux orateurs furent Trousseau et Malgaigne : l'un dirigea l'attaque et l'autre, la défense. Trousseau fit un long rapport pour combattre la nouvelle méthode. Dans l'intervalle, cinq autres observations de tubage furent envoyées à l'Académie par Bouchut, qui indisposa ses confrères par une malencontreuse forme de langage. Sur les sept observations, il n'y avait qu'une guérison; dans quatre cas, la trachéotomie avait dû être pratiquée à la suite du tubage; et l'enfant qui avait guéri était de ce nombre. En conséquence, les conclusions de la Commission furent modifiées plusieurs fois; et, malgré l'éloquente défense de Malgaigne, le tubage de la glotte fut désapprouvé par l'Académie de médecine, ce qui le fit tomber dans l'oubli. Pas même la restriction que le larynx pouvait tolérer un tube pendant quelque temps ne trouva grâce devant l'Académie. Depuis, le nombre des observations de Bouchut est arrivé à dix avec trois guérisons.

Cependant Bichat avait démontré accidentellement en 1801 que le larynx et la trachée tolèrent parfaitement un tube : c'était dans un cas d'œdème de la glotte. L'observation est rapportée par Desault.

Les tubes employés par Bouchut étaient en argent, longs d'un centimètre et demi à deux; d'un diamètre de six à onze millimètres. Ils étaient plus étroits à la partie inférieure qu'à la partie supérieure, où il y avait un double bourrelet et un œillet destiné à recevoir un cordonnet de soie qu'on fixait au dehors. Ils avaient à peu près la forme d'un dé à coudre. Il y en avait de plusieurs dimensions pour les âges différents. Ces tubes, une fois dans le larynx, reposaient sur les cordes vocales inférieures. Bouchut les introduisait à travers la glotte à l'aide d'une sonde d'homme qui portait un rebord à une petite distance de l'extrémité qui s'engageait dans le tube : la sonde remplissait le rôle de mandrin. L'index gauche, protégé contre les morsures par un tube en métal, qui ne laissait que la dernière phalange libre, allait relever l'épiglotte et servait de conducteur à la sonde, munie du tube glottique. Celui-ci était laissé à demeure, et le cordonnet de soie, fixé au dehors, permettait de retirer le tube quand c'était nécessaire. Ce fil avait un inconvénient: il blessait la base de la langue et la face interne des joues; de plus, l'enfant était porté à mâchonner continuellement; il coupait parfois le fil entre ses dents et s'arrachait lui-même assez souvent le tube. Avec la méthode nouvelle d'O'Dwyer, le fil de sûreté est enlevé à la fin de l'opération.

Nous venons de nommer l'inventeur du système perfectionné actuel.

« Au printemps de 1881 (O'Dwyer ignorait les

essais de Bouchut) on pouvait voir, dit Northrup, un trachéotomiste malheureux (avec une statistique qui ne pourrait jamais se publier, de pareilles statistiques ne se publient pas) qui rôdait autour de l'amphithéâtre de l'hospice des Enfants trouvés ; il introduisait dans le larynx de chaque enfant apporté sur la table d'autopsie un petit spéculum bivalve, d'environ deux centimètres et demi de longueur, ajusté à un manche introduit par la partie supérieure et de manière à tenir la partie inférieure des valves fermées ; celles-ci, au moyen d'un ressort, s'écartaient ensuite dès que le manche était retiré. L'occasion de placer ce spéculum entre les cordes vocales gonflées et paralysées des enfants vivants se présentait quelquefois. Il est évident qu'il excitait d'abord une toux violente ; mais bientôt le larynx se calmait et le supportait bien. De plus le spéculum soulageait la dyspnée laryngée. L'objection à faire à l'instrument bivalve était qu'après peu de temps, la muqueuse gonflée était serrée entre les bords des valves séparées et la dyspnée apparaissait de nouveau. A la fin le bivalve fut laissé de côté complètement et remplacé par un tube plein et comprimé latéralement. C'est ce tube qu'on emploie maintenant après de nombreuses modifications (1). Avant les expériences avec le petit spéculum, Joseph O'Dwyer employait une sonde prostatique, qu'il introduisait par le nez, mais les patients l'arrachaient eux-mêmes. »

1)) *The Medical Record*, New-York, 11 décembre 1886.

Les tubes ont été construits d'après les mensurations d'un grand nombre de larynx. Ils ont la forme anatomique de cet organe La tête du tube ou collier a subi de nombreux changements de forme et de grandeur, pour s'adapter le plus possible à la conformation de la partie supérieure du larynx, et afin de permettre à l'épiglotte d'obturer le tube pendant la déglutition. Les parois du tube, comprimées latéralement, sont bombées et arrondies au milieu et diminuent ensuite d'épaisseur vers les extrémités. Le renflement, la longueur, le poids, ainsi que la forme anatomique du tube le retiennent en place. Nous ne parlerons pas plus longuement ici de cet appareil, nous réservant d'en faire, dans la suite, une description plus complète.

L'inventeur de la méthode n'a consenti à communiquer le résultat de ses expériences au monde médical que quand il a été satisfait de son instrumentation. Divers modèles de tubes ont été faits sur ses indications. Après le spéculum, il a employé les tubes à petite tête, avec des rebords peu marqués : ils avaient l'inconvénient de se laisser oblitérer par l'œdème des parties sus-glottiques et aussi de descendre quelque fois dans la trachée. Ensuite il employa des tubes à tête plus grosse dont le plan était oblique d'avant en arrière et de bas en haut, pour permettre à l'épiglotte de mieux obturer pendant la déglutition. Plus tard, la tête du tube, de forme ovalaire, remplissait l'entrée du larynx et l'obturait entièrement. Dans un autre modèle, la tête devint triangulaire, de façon à en rendre la largeur plus grande que dans le modèle précédent, ce qui diminuait les difficultés de l'extraction, sans que la déglutition fût plus difficile. Ce modèle est le plus répandu actuellement en Amérique, c'est celui que le fabricant de New-York nous a expédié.

Joseph O'Dwyer a modifié légèrement ce dernier tube. La tête est concave; l'orifice supérieur du tube est évasé, en forme d'entonnoir. Il a obtenu cette forme en coulant de la cire dans des larynx et en renversant l'épiglotte sous une légère pression pendant que la cire était encore molle. Il n'a expérimenté qu'un très petit nombre de fois ce nouveau tube; mais il pense que s'il n'entrave pas plus la déglutition que l'autre, il aura l'avantage d'être plus facilement saisi dans les manœuvres d'extraction.

Waxham, de Chicago, en a fait faire en gomme élastique et en caoutchouc rouge; quelques-uns de ces tubes portaient des épiglottes artificielles dans le but de faciliter la déglutition. L'épiglotte se relevait par élasticité pendant la respiration et s'abaissait sous la pression de l'épiglotte vraie, obturant ainsi le tube pendant la déglutition. Ce système n'a pas donné de bons résultats. On en est revenu aux tubes métalliques dont nous avons parlé.

Hoadley, frappé des difficultés de la déglutition, a présenté un nouveau tube destiné à remédier aux inconvénients de celui d'O'Dwyer. Il est de moitié plus court; il mesure la hauteur du larynx ou un peu plus. Il se termine par un petit pavillon à bords épais, mousses, arrondis, dont la forme est adaptée à la conformation du larynx entre les cordes vocales. Immédiatement au-dessous de cette tête, le calibre du tube se rétrécit un peu, de manière à former un col sur lequel la glotte se resserre. La partie postérieure, correspondant aux cartilages aryténoïdes, est échancrée, afin de n'exercer sur eux qu'une légère pression. Avec cette modification, la déglutition serait très facile à ce que dit l'auteur. C'est ce progrès que le professeur de Chicago appelle intubation profonde. Mais la Société médicale de Chicago, dans sa séance du 7 mars 1887, s'est prononcée pour les tubes longs contre les tubes courts. Les orateurs attribuent en partie les échecs de Bouchut au trop de brièveté de ses tubes. Les tubes longs sont moins facilement obstrués que les courts; ils sont également moins susceptibles d'être rejetés par la toux. L'œdème sus-glottique accompagne les tubes courts bien plus souvent que les autres. En revanche, dit Ed. Partridge, les tubes courts sont expulsés dès qu'ils sont obstrués par les fausses membranes, et, en cela, ils sont peut-être préférables aux tubes longs.

Dernièrement le professeur Stœrck, de Vienne, a décrit un nouveau tube de forme triangulaire. Il en a fait l'essai sur des individus sains qui l'ont bien supporté. En Russie, l'intubation a été plusieurs fois pratiquée, non sans succès, dans les laryngo-sténoses chroniques. Elle a échoué à Glascow entre les mains du Dr Mac Ewen. La France n'avait pas complètement fermé ses portes à cet inconnu qui nous revient maintenant d'Amérique avec une physionomie toute nouvelle. En effet Bouchut a pratiqué, le 12 janvier 1878, à l'hôpital des Enfants malades, le tubage de la glotte, pour un croup diphthéritique grave, chez une fillette de dix-huit mois, qui a guéri.

La parenté de l'intubation d'O'Dwyer et du tubage de Bouchut ressort clairement de cet historique. Les Américains eux-mêmes rendent pleinement justice à notre éminent compatriote. Voici, d'après le *Medical Record* du 23 juillet 1887, en quels termes en a parlé le Dr A Jacobi, président de l'Académie de médecine de New-York, le 2 juin 1887, à la fin d'une séance consacrée à la lecture de plusieurs mémoires importants sur l'intubation :

« En terminant la discussion, le président dit que la nombreuse assemblée qui était venue écouter les mémoires de tant d'orateurs sur le même sujet, prouvait l'intérêt que le corps médical prenait à la nouvelle méthode.....

« Quant à l'intubation, il est vrai qu'elle a été déjà pratiquée. Le tubage était introduit dans la pratique, en France, il y a trente ans (1). Bouchut, un des travailleurs les plus actifs de cette époque comme maintenant encore, essaya de trouver un équivalent de la trachéotomie, et rapporta des cas où un tube avait été introduit dans le larynx avec succès. Il déclarait que l'introduction était facile, que le tube ne gênait aucunement les fonctions de l'épiglotte,

(1) The subjectit fully discussed in *Contributions to Midwifery, and diverses of women and children* etc. by C. Noaggerath M. D and A Jacobi M D pp 397-400 New-York, 1859.

qu'il faisait disparaître l'asphyxie dans le croup sans qu'on eût besoin de recourir à la trachéotomie, et qu'il permettait le passage des fausses membranes. Tout cela était vrai, mais malheureusement, il alla jusqu'à affirmer qu'un enfant âgé de trois ans, qui avait été intubé, parlait avec une voix claire et forte.

« Cet enthousiasme, pour ne pas le qualifier autrement, l'entraîna trop loin. L'Académie de médecine de Paris tua l'intubation à la suite d'un rapport défavorable fait par Latour, Trousseau, etc. On n'en avait plus entendu parler depuis.

« Si l'histoire de notre science était plus connue parmi nous, le Dr O'Dwyer aurait trouvé sa tâche beaucoup plus facile. Ignorant les efforts précédemment tentés, il lui a fallu accomplir une énorme somme de travail qui aurait pu lui être épargnée. Mais enfin son esprit industrieux et son ingéniosité ont surmonté tous les obstacles. »

Dans ce chapitre, nous venons de voir qu'il s'agit d'une invention française adoptée par les étrangers, ce qui est souvent la règle dans notre pays. Ainsi, Paris, au lieu de New-York, de l'aveu même des Américains, aurait eu l'honneur de la découverte, sans la précipitation de quelques hommes à juger, peut-être de parti pris, une invention nouvelle.

ETAT ACTUEL DE LA QUESTION.

LES AVANTAGES ET LES INCONVÉNIENTS DE LA MÉTHODE

L'intubation du larynx, combattue d'abord en Amérique, ne trouve presque plus aujourd'hui que des défenseurs. Des milliers de cas ont été publiés ; les indications sont de mieux en mieux connues et l'instrumentation, sans être encore absolument irréprochable, présente un degré de perfection très satisfaisant. Huber (1) dit que : « L'intubation est maintenant sortie de la phase des expériences. Le procédé est employé sur une large échelle à New-York, Chicago, Philadelphie et dans bien d'autres villes du Nouveau Continent ; et, bien qu'elle ne soit pas encore une méthode vraiment classique, elle a cependant de bons états de service et un grand avenir. »

Pepper (2) écrivait autrefois les lignes suivantes : « Le tubage fut rendu ridicule par Bouchut, affirmant que les enfants atteints de croup et traités par le tubage du larynx étaient non seulement soulagés immédiatement, mais qu'encore ils exprimaient leur

(1) Huber. Notes lues à l'Académie de médecine de New York, le 2 juin 1887.

(2) Pepper. *Traité de Médecine*, volume III, 107.

joie en langage articulé. Pourtant, il y a des cas de date plus récente dans lesquels le tubage fut suivi, dit-on, de succès. Il n'est pas très probable, cependant, qu'un larynx fermé à l'air par d'épaisses pseudo-membranes serait capable de recevoir et de supporter un tube. » Cette opinion se rapproche beaucoup du rapport de la commission de l'Académie de médecine de Paris. Elle a été générale jusqu'à ces derniers temps. La physiologie, la théorie et la pratique même étaient contre le tubage.

Pepper, converti à l'intubation malgré un grand nombre de trachéotomies qu'il a pratiquées avec le succès ordinaire, a répudié publiquement sa première opinion en avouant les avantages de l'intubation. Voici quelques-uns des avantages qu'il signale dans la méthode d'O'Dwyer : « Les enfants se font comprendre en langage articulé après l'intubation ; avec le tube laryngien, la respiration est plus agréable pour l'entourage et pour le médecin. Avec la trachéotomie, la respiration est rude, pénible à entendre; elle est au contraire douce et naturelle avec l'intubation. L'enfant qui a subi la trachéotomie, ne pouvant émettre aucun son, est dans l'impossibilité de faire connaître ses besoins : de là des questions très nombreuses, fatigantes pour le patient et pour la garde. La plaie du cou donne toujours lieu à une gêne douloureuse qu'on n'a pas avec l'intubation. »

A côté de ces appréciations, nous trouvons les suivantes : Ed. Owens déclare qu' « il n'a et ne désire avoir aucune connaissance pratique de la méthode. »

et cependant il la condamne. Michael, de Hambourg, la croit aussi dangereuse qu'impraticable. Ce qui fait dire aux Américains que l'intubation n'a pas rencontré jusqu'à présent une grande faveur, tant en Angleterre que sur le continent.

A la fin de ce chapitre, nous donnerons quelques documents statistiques.

Dans ses notes lues à l'Académie de médecine de New-York, Huber (1) fait la réflexion que dans tous les cas d'angine diphthéritique, il n'a dû recourir à l'intubation qu'une fois sur trois ou quatre, lorsqu'il était appelé dès le début. Il emploie l'intubation comme dernière ressource, quand le traitement médical n'a pas réussi, sans toutefois attendre que la gêne respiratoire soit très intense.

A propos du diagnostic, il rapporte qu'il fut appelé une fois en toute hâte pour intuber un enfant qu'on croyait atteint de dyspnée croupale. Le cas lui parut suspect ; le cou était recouvert de linges et de cataplasmes ; le tout fut enlevé, et il découvrit, sur la région antérieure du larynx, un abcès qui fut ponctionné et drainé : la suffocation cessa immédiatement. Il fut appelé aussi pour un enfant de seize mois, ayant un épanchement purulent dans la plèvre, qui en avait imposé pour un croup. Dans ce cas, l'intubation n'aurait apporté aucun soulagement. Les abcès rétro-pharyngiens, pas très-rares chez les enfants, ont quelquefois été pris pour des croups. Comme symp-

(1) Huber. *Loco citato.*

tômes très importants de diphthérie laryngée, il donne la toux croupale, l'aphonie, l'inspiration et l'expiration croupales accompagnées de dyspnée progressive et continue, avec des accès de suffocation plus ou moins fréquents; de plus, une dépression sus-sternale et épigastrique notables. A l'auscultation de la poitrine, on trouve le bruit vésiculaire faible ou même absent; la diminution ou la disparition du murmure vésiculaire à la base postérieure du poumon, prouve que la dyspnée est d'origine laryngée; enfin, la cyanose se montre avec le pouls petit, faible et irrégulier; la température, à moins d'une absorption septique ou de quelque complication pulmonaire, ne dépasse pas 38 ou 38,5. Il y a une différence marquée entre la laryngite catarrhale ou faux croup, qui est une maladie fébrile, et la diphthérie croupale, affection presque apyrétique.

« *A quel moment convient-il d'appliquer le tube* (1)? Quand l'obstruction du larynx est telle que l'air ne peut plus entrer librement dans toutes les parties du poumon. Attendra-t-on la cyanose? Aucunement. Il ne faut pas attendre ce signal de danger; ni que le patient soit épuisé par une respiration laborieuse, le privant de repos et de sommeil; ni que les poumons soient mis hors d'usage par le collapsus du tissu pulmonaire et la congestion. Ordinairement, la marche est la suivante : Toux croupale, puis respiration croupale, agitation, abattement et cyanose. Dès que

(1) Northrup. *Medical Record,* 1er janvier 1887.

l'air inspiré cesse de donner un murmure vésiculaire profond qui, chez l'enfant, avec la respiration accélérée, doit être très distinct, il est temps d'appliquer le tube. »

INCONVÉNIENTS DE LA MÉTHODE

Accidents survenant pendant l'opération. Accidents dus au fil. — Dans un cas de Hance, le fil fut dégluti et entraîna le tube dans l'œsophage. Hagan rapporte aussi une observation où le fil fut avalé, il se servit d'une sonde recourbée pour le repêcher. Dans une autre de Schottky, le fil étant trop court, le tube fut avalé et rendu par l'anus deux jours après ; un deuxième tube fut placé chez l'enfant qui guérit. Tipton en rapporte une autre dans laquelle le fil fut retiré en essuyant un peu de salive sur les lèvres; le tube fut arraché du larynx et tomba dans l'œsophage avant qu'on eût le temps de ressaisir le fil; dix jours après, le tube était rendu par l'anus. Un deuxième tube fut remis dans le larynx. Le fil, laissé pour une raison quelconque, fut avalé et trouvé avec le tube dans l'estomac à l'autopsie (Northrup).

On évite facilement ces accidents. Il faut faire usage d'un fil assez long, le confier à un aide qui le retienne avec soin et surveille les mains de l'enfant. A l'exemple de quelques praticiens américains, nous avons l'habitude de nouer les deux chefs ; le nœud les empêche de glisser des doigts ; pour le retrait du cordonnet, il suffit de couper un des chefs près de la bouche et de tirer sur l'autre. De cette façon, il y a une plus faible longueur de fil à faire repasser à travers l'œillet du tube et celui-ci en est moins longtemps ébranlé.

Accidents dus au tube. — Il peut pénétrer dans l'œsophage au moment de l'introduction ; dans ce cas, la toux reste croupale, et la respiration n'est pas améliorée ; il faut le retirer immédiatement au moyen du fil. Des parties délicates du larynx peuvent être érodées et dilacérées. Cet accident ne se produit plus ou bien très rarement avec la forme de la tête de l'obturateur. La fausse membrane peut être refoulée en bas. Cet accident est grave ; mais il est très rare, au dire de tous les auteurs américains, surtout dans la première intubation ; de nombreuses intubations rendraient l'accident plus fréquent parce que la présence du tube ramollit la pseudo-membrane. Le tube peut être rejeté dans une quinte de toux, principalement lorsqu'il a été choisi un peu plus petit que ne le comporte l'âge et la taille du sujet. Cette expulsion peut se produire si une masse de mucus ou de fausses membranes se trouve au-dessous de l'orifice inférieur. Cet accident n'est pas grave, car la dyspnée ne revient qu'au bout de quelques heures (Huber) et le médecin a le temps de venir faire une nouvelle intubation. L'oblitération du tube par le mucus et le muco-pus ne se produit pas facilement : la surface lisse de sa paroi interne facilite l'expulsion des mucosités et des fragments diphthéritiques. Si la fausse membrane est trop volumineuse pour passer facilement à travers le tube, celui-ci est rejeté, dans la plupart des cas, par les efforts d'expiration que fait l'enfant pour se débarrasser de l'obstacle qui l'empêche de respirer. Cet accident a été noté une fois comme cause de mort (Wheeler). Le médecin n'eut pas le temps d'arriver, bien que le malade ne fût qu'à deux kilomètres. Le tube, enlevé, était oblitéré par une fausse membrane volumineuse. Son obstruction s'annonce par une respiration bruyante, une dyspnée plus ou moins accusée, rappelant un peu celle qui existait au moment de l'opération. C'est alors une indication pour le retrait momentané de l'appareil. D'après Brown, l'obstruction du tube dans l'intubation soutient avec avantage la comparaison pour le même cas dans la trachéotomie. Il peut être expectoré et avalé, puis rendu par l'anus; s'il est trop petit, on suppose qu'il est descendu dans la trachée. Pour un cas de ce genre, la trachéotomie fut faite dans le but d'aller à sa recherche. On ne trouva rien, mais il fut rendu par l'anus deux jours après et l'enfant guérit. La chute dans la trachée n'a plus été observée depuis que la tête a été modifiée. Dans un cas, trois jours après l'intubation, il survint une quinte de toux, suivie d'une certaine rudesse de respiration. A sa visite, le médecin, apprenant ce qui s'était passé, porta le doigt à la glotte pour sentir la tête du tube. Il n'y trouva rien. La respiration n'étant qu'un peu rude, il pensa que le tube avait été expectoré et avalé. En effet, huit jours après, on le trouvait dans les selles. Parfois, il est rejeté à une assez grande distance par l'effort de toux qui le chasse et il peut disparaître sous les couvertures. Il faut donc le rechercher avec soin sur le lit. Dans une observation de cette espèce, le médcin faisait faire des recherches dans les objets de literie, mais on trouva le tube dans la poche d'un autre enfant.

Difficulté dans la déglutition. — Un inconvénient fréquent de l'intubation, mais qui heureusement peut être combattu avec facilité, c'est la difficulté dans la déglutition. Certains enfants ne peuvent rien avaler sans avoir immédiatement une quinte de toux. D'autres, au contraire, avalent bien. La difficulté due à la présence du tube et aussi à l'inflammation de la gorge, persiste quelquefois pendant tout le temps que l'appareil reste en place; mais c'est là l'exception. Au bout d'un jour ou deux ou quelquefois plus tard, la déglutition se fait de plus en plus facilement et finit souvent par se faire comme à l'état normal. Cet accident se combat généralemeut avec succès au moyen de la sonde nasale, des lavements et des onctions nutritives sur la peau.

Accidents de l'extraction du tube. — Il peut être enfoncé dans la trachée ou bien retenu par le gonflement des parties voisines, de la tête principalement. On évite le premier accident en ayant soin de bien choisir le tube suivant l'âge ; en engageant l'extracteur, sans exercer de pression sur la tête ; et, chez les jeunes enfants en poussant en haut et en arrière le larynx du patient avec le pouce de la main gauche. S'il est retenu par le gonflement des parties sus-glottiques, il faut les écarter sur le côté avec l'index gauche, avant d'exercer les tractions, puis on dégage en inclinant un peu la direction des instruments vers le doigt introduit dans la bouche. Il est bon de ne pas extraire le tube après un repas ; car, les attouchements du fond de la gorge provoquant des vomissements, les aliments peuvent tomber dans l'orifice et amener des accidents. Huber dit qu'il fut obligé de renoncer à l'enlèvement du tube chez un petit malade qui se trouvait dans ces conditions. Une précaution à ne pas négliger, c'est de bien enfoncer l'extracteur et de garder l'index gauche en contact avec l'épaule du tube. Si les mors de la pince sont peu engagés dans l'orifice, comme celui-ci s'évase un peu en haut, l'instrument a des chances de déraper au moment où l'on incline le manche pour élever le tube et l'amener sur la langue. Alors il peut être rejeté au dehors par les efforts de vomissement ; mais il peut tout aussi bien retomber dans le pharynx. Cet accident nous est arrivé avec notre premier opéré (*voir* obs. I). Si malgré toutes les précautions, la pince dérape en route, il faut vite incliner en avant la tête du patient pour tâcher de faire glisser le tube au dehors. Lorsqu'on procède à l'extraction après guérison, l'enfant a repris des forces ; il peut par conséquent supporter une manœuvre un peu plus longue. On peut donc prendre son temps pour bien placer l'instrument. D'ailleurs, qu'il soit ouvert ou fermé, l'extracteur n'obture pas entièrement l'orifice supérieur et l'enfant continue à respirer pendant l'opération. Toutefois les auteurs font remarquer qu'il est préférable d'essayer à différentes reprises dans une même séance, en laissant des intervalles de repos au malade, plutôt que de ne vouloir faire qu'une tentative longue et fatigante. Cette recommandation est surtout rigoureuse pour l'introduction, parce qu'alors on s'adresse presque toujours à un organisme débilité dont il importe de ménager la résistance.

Quelques auteurs de New-York avaient pensé que l'introduction de parcelles d'aliments, surtout liquides, dans la trachée et les bronches provoquait une pneumonie ; ils l'avaient même surnommée la pneumonie de la déglutition. Or, d'après l'examen cadavérique, fait par Northrup (1), de cent seize enfants morts de croup après intubation et d'après ses expériences avec des liquides colorés, il résulte que les aliments ne pénètrent jamais dans les bronches et qu'ils ne séjournent pas dans la trachée. Ils ne sont donc pas la cause de la pneumonie. Dès qu'une goutte de liquide ou une petite partie d'aliment solide est tombée dans la trachée à travers le tube, la toux est provoquée et l'aliment rejeté. Ainsi dans les sténoses chroniques, il n'y a pas de complications bronchique ou pulmonaire malgré les difficultés de la déglutition. La toux qui survient quand le malade veut avaler est sans doute provoquée par le contact des aliments avec les rebords de l'épiglotte et de cette partie du larynx que la tête du tube ne recouvre pas et que

(1) Northrup. Notes lues à l'Académie de médecine de New-York le 2 juin 1887.

l'épiglotte ne protège pas suffisamment, soit à cause de cette tête, soit à cause d'un peu de paralysie des replis ary-épiglottiques ou d'autres organes de la déglutition.

Le même anatomo-pathologiste signale dans l'intubation les lésions suivantes : l'ulcération et l'hémorrhagie. L'ulcération quand elle existe, est habituellement peu importante. Elle se limite à la destruction de l'épithélium. Pourtant dans certains cas de croup consécutifs à des fièvres graves, comme la scarlatine ou la rougeole, on a trouvé des ulcérations plus profondes, ayant désorganisé la muqueuse. Dans un cas de croup consécutif à une scarlatine compliquée de néphrite, l'ulcération atteignait le cartilage trachéal. Les ulcérations siègent toujours sur la partie antérieure de la trachée. Les cordes vocales n'ont jamais été ulcérées ; elles sont protégées par la forme du tube. Il n'y a pas d'exemple où les ulcérations se soient accompagnées d'une hémorrhagie digne de remarque.

Au point de vue théorique, et surtout pratique, il est difficile d'établir une différence bien tranchée, nous dirions même quelconque, entre le croup pseudo-membraneux et le croup diphthéritique infectieux. Comment séparer les symptômes locaux des symptômes généraux et des complications ? Aussi nous ne viserons pas plutôt une forme que l'autre dans le cours de ce travail. D'ailleurs, en France, on admet la nature unique de la diphthérie avec plus ou moins d'infection de l'organisme.

Dangers et accidents de l'intubation en général (1). — Les accidents de l'intubation du larynx sont nombreux, mais les accidents inévitables le sont peu. A l'exception du refoulement de la fausse membrane devant le tube, ce qui est une complication rare, comme nous l'avons vu plus haut, les autres ne sont pas importants.

Accidents qu'on peut éviter. — 1° Asphyxie par essais prolongés d'introduction. Faire des tentatives de courte durée et avoir soin de débarrasser la bouche des mucosités qui peuvent empêcher l'entrée de l'air pendant l'opération, et savoir que moins longtemps on laisse les mâchoires écartées, moins il y a de fatigue pour le sujet. 2° Fausses routes dans l'introduction. Procéder avec douceur et se représenter à l'esprit la disposition anatomique de la glotte. On a comparé ce cathétérisme à celui de l'urèthre de l'homme, c'est-à-dire qu'il faut le pratiquer sans violence, sous peine de tout briser. 3° Asphyxie par suite de l'accumulation des sécrétions dans le tube. Il suffit de provoquer la toux de temps en temps, soit en faisant déglutir un peu de liquide, soit en excitant le fond de la gorge pour déterminer le réflexe du vomissement. Dans le but de rendre les sécrétions moins sèches, et partant moins adhérentes, dans certains cas, on a conseillé de maintenir de l'eau en ébullition dans la chambre du malade, une solution phéniquée par exemple, remplissant un double but :

(1) Brown. *The New York-Medical Record*, juin 1887.

humidité et désinfection. 4° Chute du tube dans la trachée. Choisir un tube de grandeur voulue et se conformer aux principes de l'extraction. 5° Asphyxie par suite d'œdème des parties entourant la tête du tube. La cause de cette dyspnée secondaire est reconnue en portant le doigt sur la glotte; il faut alors mettre un tube ayant une tête plus large. 6° Passage du tube dans l'œsophage. Si c'est pendant l'insertion, tirer sur le fil et le replacer; si c'est après, il faut remettre un autre tube et le premier sera rendu dans la suite par le rectum. 7° Blessures du larynx dans les tentatives d'extraction. Il faut opérer sans violence en donnant une bonne direction à l'instrument, et les excoriations occasionnées par le doigt et la pince n'auront pas d'importance. 8° Fil entortillé ou noué. L'usage d'un fil de soie tressée et non tordue, mettra à l'abri de cet inconvénient.

Accidents inévitables. — Chasser en bas, devant le tube, les pseudo-membranes. C'est le seul accident réellement sérieux et il est impossible de le prévoir. Cependant il est rassurant de penser que cela arrive fort rarement, surtout dans la première intubation. Lorsqu'on tombe sur un de ces cas, il faut retirer le tube, car l'enfant peut se soulager lui-même par la toux ou bien il peut y être aidé en provoquant le vomissement ou en extrayant la membrane avec une longue pince trachéale de Waxham ou, en dernier lieu, recourir à la trachéotomie. Pour éviter cet accident, accorder toujours une grande attention à la position du patient et à la manœuvre des instruments, en tenant compte de la forme de l'extrémité inférieure du tube et de l'obturateur (Hance). Cette malechance peut se rapprocher, comme circonstance décourageante, de la mort pendant l'opération de certains trachéotomisés.

Dangers théoriques et pratiques. — 1° Choc opératoire. On ne l'observe que rarement et dans les cas où le malade est à bout de forces ou bien quand les manœuvres d'insertion sont de longue durée. Un fait qui se produit assez fréquemment, c'est la disparition du pouls radial pendant les premières fortes inspirations; ce phénomène ne doit pas être attribué seulement au choc, comme nous le pensions tout d'abord; mais à la modification de la respiration et de la circulation. Des injections hypodermiques excitantes de caféine, d'éther, etc., faites avant d'opérer, combattront l'état de faiblesse extrême du petit malade, et des essais peu prolongés ne le fatigueront pas, surtout si on lui laisse des intervalles de repos. 2° L'air inspiré est septique : pneumonie infectieuse. Lorsque les fausses membranes n'existent que dans le larynx et les bronches, cette objection est détruite, car l'air n'est pas plus longtemps en contact avec les produits diphthéritiques que dans la trachéotomie. Quand les pseudo-membranes ont envahi le pharynx et les fosses nasales, l'argument paraît plus vraisemblable, et pourtant les autopsies ont démontré que les malades succombent (Brown) à la propagation de la maladie, par bronchite diphthéritique, et non par pneumonie infectieuse. 3° Entrée dans les bronches d'aliments liquides ou solides : et 4° Ulcérations dues à la présence du tube. Nous avons étudié plus haut ces deux inconvénients. 5° Œdème de causes diverses. Dans quelques cas de laryngite diphthéritique, la sténose provient autant de l'œdème des tissus que de la présence des pseudo-membranes. La pression de l'appareil diminue l'œdème. 6° Dangers de l'application de médicaments au moyen du tube. Certains auteurs portaient des astringents dans la glotte au moyen du tube. C'est ainsi que quelques-uns d'entre eux en recouvraient l'extérieur d'une pommade au nitrate d'argent et cette cautérisation déterminait un œdème dangereux.

A quelle époque le tube doit-il être enlevé? En cas de fausses membranes sur les amygdales, dans le pharynx et les narines, attendre généralement qu'elles aient disparu. S'il n'y a plus de fausses membranes et si tout va bien, on peut l'enlever le quatrième ou le cinquième jour chez les enfants au-dessus de trois ans et demi, et le sixième jour chez les enfants au-dessous de cet âge, quitte à le remettre en cas de dyspnée. Exceptionnellement on ne l'enlèvera que le dizième ou onzième jour, quelquefois même plus tard, et cela sans inconvénient pour les cordes vocales. Dans un cas, Northrup dut le laisser quatorze jours en place ; cette longue durée tenait, d'après lui, probablement à un œdème sus-glottique occasionné par une néphrite. Le retrait de l'appareil se fait donc plus vite que dans la trachéotomie où la canule demeure parfois des mois et même des années.

L'expulsion des fausses membranes après l'opération se fait aussi bien (Huber) par le tube que par la canule. Le contact du tube modifie, désorganise les productions diphthéritiques et en empêche la reproduction. Les fausses membranes du larynx, des cordes vocales surtout, ne sont rejetées dans la trachéotomie que du sixième au seizième jour seulement. Elles disparaissent plus vite avec l'intubation et le larynx est aussi plus en repos qu'avec la trachéotomie.

En cas de dyspnée après une quinte de toux et si la respiration devient bruyante ou si l'on craint une membrane flottante, il faut retirer le tube pour permettre l'expulsion de l'obstacle. Huber ne prône pas l'enlèvement fréquent du tube, même dans le but de l'alimentation. Il préfère la sonde œsophagienne.

La rudesse de la respiration et de la voix ou l'aphonie, cèdent au traitement général dans une durée de deux ou trois semaines.

Le pronostic de l'intubation, comme pour la trachéotomie, est plus favorable quand les symptômes d'asphyxie prédominent et que le danger est constitué surtout par les fausses membranes et qu'il y a moins d'infection. Dans la majorité des cas, il est fort difficile de distinguer les lésions locales des symptômes d'infection ou des complications. Aussi, quel que soit l'âge et le degré d'infection, il faut pratiquer l'intubation (Huber) chaque fois que la dyspnée est suffisamment marquée dans le but de faciliter la respiration.

Il n'est pas possible avant quarante-huit heures au

moins de porter un pronostic quelconque; car l'extension des fausses membranes, la pneumonie, la syncope, la néphrite, la paralysie, une embolie, peuvent l'assombrir. Les huit dernières heures surtout sont trompeuses (Northrup). S'il n'y a pas d'élévation de température, ni d'accélération de la respiration durant deux ou trois jours, le pronostic devient favorable. Rarement la pneumonie ou la néphrite tardives surviennent le cinquième jour. Pour certains auteurs, un abaissement brusque de la température est un aussi mauvais signe qu'une grande élévation thermique. Il faut que la défervessence ait lieu lentement, si la fièvre est forte au moment de l'opération. La broncho-pneumonie, complication la plus habituelle de la diphthérie-croup, résulte de la raréfaction de l'air dans les voies respiratoires pendant la période de dyspnée, s'accompagnant de collapsus consécutif du tissu pulmonaire (Huber) et de la dilatation des vaisseaux sanguins; elle est le résultat de troubles circulatoires; elle provient aussi de l'aspiration de lambeaux de membranes dans la terminaison de la bronche. Lorsqu'il survient une pneumonie lobaire, elle est fibrineuse dès le début. On constate quelquefois l'absence d'un ou plusieurs battements dans le cours d'une minute; c'est un mauvais signe au point de vue du pronostic.

Le traitement consécutif à l'intubation varie peu suivant les médecins. Le lait et le cognac sont recommandés presque par tous. A cela certains ajoutent le perchlorure de fer à l'intérieur, d'autres de faibles doses de bichlorure de mercure. O'Dwyer et Northrup rejettent cette pratique parce que ces médicaments érodent les tubes. Huber préconise les lavages naso-pharyngiens faits avec une solution de chlorate de potasse, pour désinfecter ces cavités. Le même auteur recommande les injections hypodermiques d'eau-de-vie, d'éther, de caféine, etc., si l'on se trouve en présence d'un état syncopal. Pour combattre l'hyperthermie, il emploie les antipyrétiques par la bouche ou par le rectum. O'Dwyer fait fréquemment usage des suppositoires à la quinine. La production continuelle de vapeur d'eau médicamenteuse ou autre est aussi recommandée : on emploie pour cela le vaporisateur de Spencer. L'alcool et les autres stimulants ne doivent pas être négligés. On repousse généralement, en Amérique, l'usage des remèdes réputés spécifiques, tels que le cubèbe, le copahu, le sulfure de calcium, etc., qui ont l'inconvénient de fatiguer l'estomac et de supprimer l'appétit. Après l'introduction du tube, les médecins américains n'administrent que des toniques et traitent de leur mieux les lésions locales par des lavages ou des badigeonnages. Le borate de soude, le chlorate de potasse, le jus de citron sont les susbtances que nous avons trouvées le plus souvent indiquées. Quelques-uns d'entre eux appliquent des cataplasmes de farine de lin sur le thorax pour combattre les inflammations pulmonaires; la teinture d'iode a été prônée aussi comme révulsif.

Alimentation. — Le dégoût de tout aliment est un mauvais signe. Les malades acceptent difficilement la nourriture des parents, des amis et de la garde. Le médecin doit veiller avec sollicitude à ce qu'ils soient bien alimentés. Il faut employer les promesses et les menaces pour les faire avaler, et de plus, bien souvent céder aux caprices les plus bizarres. Huber rapporte qu'un jeune Russe-Polonais qui avait refusé obstinément tous les aliments appropriés aux malades, qu'on lui avait présentés, mangea gloutonnement un plat composé de poires, de carottes et de pommes de terre, qu'il avait l'habitude de manger quand il était en bonne santé. Le vin, l'eau-de-vie et la glace sont ordonnés aussi. Les solides et les demi-solides sont bien mieux déglutis que les liquides. Les bouillies de farine d'orge, d'avoine et de riz mélangées à du blanc d'œuf et du lait et rendues savoureuses par le sucre et le sel sont souvent employées en Amérique. L'alimentation rectale et la sonde nasale rendent des services dans les cas où la déglutition est difficile, Caillé et quelques autres, pensant que l'introduction des aliments dans la trachée occasionnait des complications pulmonaires, recommandent l'alimentation par la sonde ou le rectum. Huber trouve cette opinion exagérée et Northrup a démontré expérimentalement qu'elle est erronée. Dans un cas où le tube avait été placé devant derrière, l'enfant avalait bien. Les tubes en caoutchouc et à épiglotte artificielle n'ont pas réalisé les espérances qu'ils avaient fait naître. Quand nous nous sommes trouvé en présence d'un malade déglutissant avec peine, nous avons essayé de faire boire l'enfant dans diverses positions : tantôt assis et tenant lui-même la tasse; tantôt renversé sur l'oreiller et le liquide introduit avec une cuiller au fond de la bouche; tantôt incliné sur le côté. Parfois on trouvait ainsi une position dans laquelle la déglutition était relativement facile.

Du choix entre l'intubation et la trachéotomie. — Voici sur ce point l'opinion du Dr Caillé (1). 1° L'intubation dans la sténose laryngée des enfants est préférable dans la plupart des cas à la trachéotomie. 2° Quand la diphthérie pharyngienne ou nasale et la sténose du larynx sont concomitantes, l'intubation doit être pratiquée de préférence à la trachéotomie, si les circonstances sont telles qu'elles éloignent la possibilité d'un traitement consécutif convenable et intelligent. Au contraire la trachéotomie sera préférée si les soins consécutifs peuvent être donnés dans les conditions les plus favorables. Nous ajouterons qu'on fera la trachéotomie lorsque l'insertion du tube sera par trop laborieuse. Il y a des enfants qui ont le fond de la bouche très profond, la voûte palatine fort abaissée et, avec cela, une petite ouverture buccale; on rencontre quelquefois cette disposition, de préférence chez les petites filles, et dans ce cas, on doit faire la trachéotomie, après quelques tentatives bien conduites d'intubation. Ces conditions ne se rencontreront que très rarement.

Pour d'autres auteurs (2), l'intubation s'applique toujours : A la diphthérie laryngée des entants au-

(1) Caillé. *Loco citato.*

(2) Extrait : *The J. of the Americ. med. ass.* Chicago, 1886, 6.

dessous de trois ans et demi, au cas où la trachéotomie est contre-indiquée, où elle est refusée des parents et où le milieu ne se prête pas aux soins consécutifs nécessaires; au croup spasmodique grave chez des enfants de moins de dix ans; à la sténose laryngée simple de l'enfant et de l'adulte.

Au Congrès de Washington du mois de septembre dernier, J. Stern, de Philadelphie, a déclaré qu'au-dessous de cinq ans, l'intubation est plus avantageuse que la trachéotomie; au-dessus de cet âge on doit préférer cette dernière. Si l'enfant est âgé de moins de trois ans et demi, on doit faire toujours l'intubation, si elle est possible. Entre trois ans et demi et cinq ans, on peut faire indifféremment les deux opérations. Au-dessus de cinq ans, on doit choisir la trachéotomie. Ensuite il recommande pourtant l'intubation chez les adultes.

Hance ne fait la trachéotomie dans tous les cas que lorsque l'intubation n'a pas réussi.

De la trachéotomie après l'intubation (1). — Quelles sont les causes nécessitant la trachéotomie après l'intubation? Ces causes sont : L'intolérance de la part du larynx à supporter le tube; l'impossibilité de nourrir suffisamment l'enfant; l'obstruction de l'appareil par des fausses membranes et du mucus ou bien le refoulement de la fausse membrane pendant l'introduction, le retour de la dyspnée après le retrait du tube (après la chute de celui-ci dans l'œsophage) :

(1) Hance. Notes lues à l'Académie de Médecine de New-York, le 2 juin 1887.

l'encastrement du tube dans le larynx empêchant son extraction par la bouche; une fausse route à travers les ventricules de Morgagni.

Peut-on éviter ces causes ou ces accidents? Le spasme du larynx se combat par la glace pilée et les révulsifs à la nuque; par la belladone à fortes doses ou le chloral par petites quantités; la difficulté de déglutition se surmonte par la sonde nasale et les lavements nutritifs. Si le tube est avalé, il faut différer la trachéotomie et en mettre un autre de grandeur voulue; l'encastrement du tube et les fausses routes sont évitées par la douceur des manœuvres et la sûreté de main. Dans le cas de refoulement de la fausse membrane, on ne pratiquera la trachéotomie que si tous les moyens indiqués plus haut ont échoué.

Northrup cite une observation où le tube resta pendant l'opération dans la trachée et servit de conducteur.

Avantages de l'intubation. — D'après Waxham (1) et Northrup (2), ces avantages sont les suivants :

1° Elle soulage la dyspnée intense aussi rapidement et aussi efficacement que la trachéotomie; et si l'enfant meurt, il n'y a pas à regretter l'opération et aucun discrédit ne s'attache au médecin.

2° Il n'y a pas d'objections des parents et des amis, ce qui contraste beaucoup avec la trachéotomie. Le vulgaire comprend difficilement que pour soulager un malade, il faille lui ouvrir la gorge.

(1) Waxham. *Intubation of the larynx*. Chicago, mars 1886.
(2) Northrup. *The medical Record*, décembre 1886.

3° L'opération est relativement facile et simple et ne présente ni danger ni choc.

4° L'anesthésie n'est pas nécessaire et l'on n'a pas besoin d'aides expérimentés.

5° Il n'y a pas de nouvelle plaie ajoutée à la souffrance du malade et devenant une source d'infection générale.

6° Il y a moins d'irritation due à la présence du tube laryngien qu'à la canule trachéale, parce que le tube est plus petit que la trachée, de telle sorte qu'il ne comprime aucune partie, excepté à la fente glottique.

7° L'expectoration se fait plus facilement par le tube que par la canule.

8° Le tube se terminant dans la gorge, l'air qui arrive aux poumons est chaud et humide à cause de son passage par les voies naturelles ; il y a moins de danger de pneumonie.

9° L'opération n'est pas sanglante. Or, la perte de sang qu'éprouve un enfant trachéotomisé, si légère qu'elle soit l'affaiblit davantage. A propos des saignées dans cette affection, Trousseau ne disait-il pas (1) : « Une longue expérience m'a démontré que cette médication, était non seulement inutile, mais qu'encore elle était essentiellement nuisible dans une maladie septique, susceptible de jeter l'économie dans un état de prostration considérable, alors même qu'aucune cause de débilitation n'est intervenue. » Elle n'est

(1) Trousseau, *Clinique médicale*, volume II.

pas émouvante. Cela est à considérer, tout particulièrement quand le médecin doit opérer son propre enfant, comme a dû le faire sur sa fille âgée de trois ans et demi, le Dr Langlais (de Pontivy), en novembre dernier (1) ; le cœur d'un père serait moins meurtri par une opération non sanglante et où la douleur paraît nulle.

10° Elle est plus rapide et présente moins de dangers que la trachéotomie.

11° La convalescence est plus prompte puisqu'il n'y a pas de solution de continuité d'une guérison difficile, pas de granulations lentes à disparaître, pas d'atrésie du larynx consécutive, s'opposant au retrait de la canule trachéale.

12° Le sujet n'a pas besoin des soins assidus et continuels du médecin, comme dans la trachéotomie.

13° Elle n'empêche pas cette dernière opération et le tube peut servir de guide utile pendant qu'on opère.

14° Il n'y a pas de cicatrice, ce qui est à considérer surtout chez les petites filles de haute condition.

15° Elle est avantageuse dans les cas bénins auxquels suffirait une intervention de courte durée.

16° Les tubes sont de bons dilatateurs dans les cas où l'on ne peut pas se passer de canule après la trachéotomie, et pour les sténoses chroniques du larynx et de la trachée.

(1) Langlais. *Revue générale de clinique et de thérapeutique*, 15 décembre 1887.

Nous donnons ci-dessous le tableau de quarante-sept observations de Francis Huber et le résumé du recueil statistique de Dillon-Brown, communiqués à l'Académie de médecine de New-York, le 2 juin 1887.

TABLEAU DES QUARANTE-SEPT OBSERVATIONS DE FRANCIS HUBER, DE NEW-YORK (1)

CAS	AGE	PLAQUES DE DIPHTHÉRIE SUR	COMPLICATIONS	DEGRÉ de STÉNOSE	ÉPOQUE de l'enlèvement DU TUBE	Soulagement de la DYSPNÉE	GUÉRISON	CAUSES DE LA MORT	REMARQUES
1	1 an	Amygdales et pharynx	—	Avancée	—	Complet	—	Syncope, 18 h. après	Tube expectoré : remis en place.
2	2 ans	Piliers	—	»	—	—	—	Infect. générale 6 h. plus tard.	
3	2 ans 8 m.	Narines et pharynx	—	»	7e jour	Complet	Guérison	—	
4	6 ans	Narines et amygdales	Rougeole	»	6e jour	»	Guérison	—	
5	3 ans 8 m.	Narines et amygdales	—	»	—	»	—	3 j. 1/2 après, pneumonie et néphrite	Amygdales très grandes : par suite, intubation difficile.
6	3 ans	Amygdales et pharynx, membrane gangréneuse	Rougeole	»	—	Partiel	—	Convulsions urém. 6 h. plus tard	
7	2 ans 6 m.	Amygdales et pharynx	—	»	6e jour	Complet	Guérison	—	L'enfant avait mangé un bon repas et chaque tentative pour enlever le tube amenait des vomissements; craignant que la nourriture ne pénétrât dans le larynx, j'attendis que l'estomac fût vide et j'enlevai alors le tube sans difficulté.

(1) Huber. Notes lues devant l'Académie de Médecine de New-York, le 2 juin 1887.

CAS	AGE	PLAQUES DE DIPHTHÉRIE SUR	COMPLICATION	DEGRÉ de STÉNOSE	ÉPOQUE de l'enlèvement DU TUBE	Soulagement de la DYSPNÉE	GUÉRISON	CAUSES DE LA MORT	REMARQUES
8	3 ans	Narines et pharynx	Ancienne endocardite mitrale	Avancée	—	Complet	Guérison	—	Injection d'eau-de-vie et de caféine à cause de pulsations faibles et irrégulières. Les plaques ayant disparu, le tube est enlevé le 6e jour. Enfant en bon état. Deux jours plus tard, je suis appelé de nouveau (Dr Donhard m'assiste) et nous trouvons une récidive de sténose. Les replis ary-épiglottiques étaient enflés et plus ronds que normalement. Nouvelle intubation avec soulagement immédiat et, 3 jours plus tard, on enlève le tube. Une pneumonie s'étant déclarée dans l'intervalle, un interrogatoire minutieux nous apprit que le patient dormait dans un berceau près de la porte, ce qui rendait compte des complications. 2 mois plus tard il fut présenté à la clinique du Dr Jacobi.
9	2 ans 6 m.	Amygd. et phar.	Rougeole	»	5e jour	»	—	6 jours plus tard œdème pulmonaire consécutif à un mal de Bright	Bien portant jusqu'au matin du 5e jour; à ce moment, élévation de la température, matité au sommet gauche; suppression de l'urine; œdème pulmonaire.

CAS	AGE	PLAQUES DE DIPHTHÉRIE SUR	COMPLICATIONS	DEGRÉ de STÉNOSE	ÉPOQUE de l'enlèvement DU TUBE	Soulagement de la DYSPNÉE	GUÉRISON	CAUSES DE LA MORT	REMARQUES
10	1 an	Amygdales	—	Avancé	Tube expectoré le 4e jour	»	Guérison	—	Cas vu par le Dr Schlessinger qui confirme le diagnostic et regarde le malade comme perdu si on n'intervient pas.
11	2 ans 6 m.	Narines et piliers	—	»	—	Presque complet	—	Infection générale 4 h. plus tard	L'enfant était à moitié mort quand nous le vîmes.
12	11 mois	Amygdales	Rougeole 2 semaines avant	»	—	Complet	Guérison	—	
13	15 mois	Narines	Rougeole et gastro-entérite	»	—	»	—	Epuisement 12 h. plus tard	
14	18 mois	Narines et pharynx	—	»	—	Complet	—	Epuisement 12 h. plus tard	
15	3 ans	Pas de plaques membrane expectorée	Rougeole qq. temps avant	»	5e jour	»	Guérison	—	
16	4 ans	Amygdales et voile du palais	—	»	»	»	Guérison	—	Le tube est expectoré ; je vois le cas 3 heures plus tard avec le Dr Denhard. Symptômes de sténose extrême. Un tube plus large (5-7) est introduit et gardé.
17	2 ans	Narines et pharynx	—	»	—	»	—	2 j. 1/2 plus tard pneumonie	

CAS	AGE	PLAQUES DE DIPHTHÉRIE SUR	COMPLICATIONS	DEGRÉ de STÉNOSE	ÉPOQUE de l'enlèvement DU TUBE	Soulagement de la DYSPNÉE	GUÉRISON	CAUSES DE LA MORT	REMARQUES
18	3 ans	Narines et pharynx	Hémiplégie	Avancé	—	Complet	—	Infection générale 3 jours plus tard	L'enfant avait eu quelques troubles cérébraux pendant l'été, ayant eu pour conséquence une hémiplégie gauche. État général mauvais.
19	18 mois	»	—	»	—	»	—	Pneumonie 2 jours plus tard.	
20	11 mois.	»	—	»	—	»	—	Infection 2 jours plus tard	
21	2 ans 8 m.	Pas de plaques visibles; portions de membranes expectorées plus tard.	Rougeole une semaine avant pneumonie pour le présent	»	11e jour	»	Guérison	—	Je vis le patient 3 jours avant son intubation, faite par le Dr Jacobi. Le diagnostic de croup est confirmé. Le tube est enlevé le 6e jour; mais il faut le réintroduire 15 minutes plus tard. Grande difficulté à nourrir le patient. Emploi de la sonde œsophagienne.
22	8 mois	Narines et pharynx	Pneumonie	»	—	»	—	Syncope 18 heures après	
23	4 ans 6 m.	Membrane expectorée	Rougeole un peu avant	»	7e jour	»	Guérison	—	Cette malade est une sœur du n° 21..
24	2 ans 8 m.	—	Rougeole	Marqué	Expectoré le 4e jour	»		Mourut 36 h. après l'expectoration de pneumonie	Dr Lyttle écrit que l'intubation était un succès, à ne considérer que le soulagement procuré relativement à la sténose.

CAS	AGE	PLAQUES DE DIPHTHÉRIE SUR	COMPLICATIONS	DEGRÉ de STÉNOSE	ÉPOQUE de l'enlèvement DU TUBE	Soulagement de la DYSPNÉE	GUÉRISON	CAUSES DE LA MORT	REMARQUES
25	3 ans 6 m.	Amygdales et pharynx	—	Avancé	Expectoré le 6e jour	Complet	Guérison	—	L'enfant n'est vu par le Dr Neufield que quand il était presque mort. Injection d'eau-de-vie et de caféine avant l'intubation.
26	10 m. 1/2	Amygdales, pharynx et voile du palais	—	»	4e jour	»	Guérison	—	Pneumonie développée après 48 heures; température 40,5 au moment le plus fort; elle évolue naturellement et le patient guérit.
27	4 ans 6 m.	Amygdales et pharynx	Pneumonie	»	6e jour	»	Guérison	—	Pronostic très grave dans ce cas. Intubation en vue d'une « euthanasia », mort douce.
28	2 ans 10 m	Amygdales, pharynx et voile du palais	—	»	—	»	—	2 jours après, de croup secondaire	
29	3 ans	Membranes gangréneuses	Cas infectieux	»	—	Partiel	—	Infection	
30	2 ans	Membranes expectorées	—	»	—	Complet	—	—	
31	11 mois	Membranes expectorées	—	»	8e jour	»	Guérison	—	Un enfant plus âgé était alors malade avec une sténose laryngienne; mais les symptômes n'étaient pas urgents au point de nécessiter l'intubation.
32	13 mois	Amygdales et voile du palais	Pneumonie	»	—	»	—	Epuisement 2 jours 1/2 après	

CAS	AGE	PLAQUES DE DIPHTHÉRIE SUR	COMPLICATIONS	DEGRÉ de STÉNOSE	ÉPOQUE de l'enlèvement DU TUBE	Soulagement de la DYSPNÉE	GUÉRISON	CAUSES DE LA MORT	REMARQUES
33	9 mois	Amygdales et pharynx	Rougeole	Avancé	—	Complet	—	Epuisement 6 h. après	
34	2 ans 6 m.	Narines	Rougeole une semaine avant	»	—	»	Guérison	—	Le tube fut enlevé le 5e jour. Une heure plus tard, le Dr Brothers intuba de nouveau, à cause d'un retour de sténose ; après 36 h., il fut expectoré, mais il ne fut pas nécess. de le remplacer.
35	7 ans	Amygdales et pharynx	—	»	Expectoré après 64 h.	»	Guérison		L'intubation fut opérée facilement. Parcelles de membranes expectorées, etc. ; cependant la respiration était encore obstruée et il était évident que des membranes avaient pénétré plus bas. La trachéotomie n'est pas autorisée et pas de pinces. Je donnai de l'eau-de-vie pure, ce qui amena plusieurs quintes de toux, avec expulsion du tube et d'une large portion de membrane. Intubation nouvelle, soulagement complet.
36	3 ans 6 m.	Narines et phar.	—	»	—	»	—	Group secondaire	
37	18 mois	Membrane expectorée	—	»	—	»	—	Syncope 18 h. plus tard	
38	18 mois	Narines et piliers	—	»	Expectoré [illegible]	»	—	Convulsions 10 h. plus tard	

CAS	AGE	PLAQUES DE DIPHTHÉRIE SUR	COMPLICATIONS	DEGRÉ de STÉNOSE	ÉPOQUE de l'enlèvement DU TUBE	Soulagement de la DYSPNÉE	GUÉRISON	CAUSES DE LA MORT	REMARQUES
39	9 m. 1/2	Pas de membrane apparente Portions de membranes expectorées	—	Avancé	Enlevé le 7e jour	Complet	Guérison	—	
40	2 ans 6 m.	Amygdales	—	»	—	»	—	—	
41	5 ans 6 m.	Amygdales et pharynx	—	»	—	»	—	Mort 6 j. plus tard	
42	2 ans 9 m.	Amygdales et nez	—	»	7e jour	»	—	Mort 2 j. plus tard d'un croup second.	
43	22 mois	Amygdales membranes expectorées	—	»	6e jour	»	Guérison	—	
44	4 ans	Amygdales et voile du palais	—	»	—	»	Guérison	—	M'a été adressé par le Dr Nordeman pour être intubé.
45	3 ans	Amygdales et voile du palais	Pneumonie	»	—	»	—	2 jours plus tard croup secondaire et pneumonie	M'a été adressé par le Dr Lyttle.
46	11 mois	Membrane expectorée	—	»	—	»	—	2 jours plus tard croup secondaire et pneumonie	
47	4 ans 6 m.	Pharynx, etc.	—	»	—	»	—	Mort 3 jours plus tard de croup secondaire	

RÉSUMÉ DES OBSERVATIONS

AGE	AU-DESSOUS DE 3 ANS			AGE	AU-DESSUS DE 3 ANS		
	NOMBRE TOTAL	GUÉRISONS	MORT		NOMBRE TOTAL	GUÉRISONS	MORT
8 mois......................	1	0	1	3 ans......................	6	2	4
9 mois......................	1	0	1	3 ans 1/2......................	2	1	1
9 mois 1/2......................	1	1	0	3 ans 2/3......................	1	0	1
10 mois 1/2......................	1	1	0	4 ans......................	3	2	1
11 mois......................	4	2	2	4 ans 1/2......................	3	2	1
1 an......................	2	1	1	5 ans 1/2......................	1	0	1
13 mois......................	1	0	1	6 ans......................	1	1	1
1 an 1/4......................	1	0	1	7 ans......................	1	1	0
1 an 1/2......................	4	0	4				0
2 ans......................	5	2	3				
2 ans 1/2......................	4	2	2				
2 ans 2/3......................	4	2	2				
TOTAUX...:...	29	11	18	TOTAUX.......	18	9	9

Parmi ces quarante-sept opérés, vingt-neuf étaient âgés de moins de trois ans et ont donné lieu à onze guérisons ; dix-huit étaient âgés de trois ans et au-dessus et ont donné lieu à neuf guérisons.

RÉSUMÉ DU RECUEIL STATISTIQUE D'INTUBATION DE HUIT CENT SIX CAS
Par DILLON BROWN, de New-York (1)

OPÉRATEURS	CAS	Guérisons	OPÉRATEURS	CAS	Guérisons
Joseph O'Dwyer (2).	81	20	James Mc Manus.	5	2
F.-E. Waxham.	106	31	L. L. Dunning.	5	2
Dillon Brown.	87	18	C. G. Jennings.	4	0
F. Huber.	47	20	W. Cheatham.	4	1
O. Shea.	37	14	H. D. Ingraham.	3	0
A.-B. Strong.	31	1	A. S. Hunter.	3	0
J.-M. Bleyer.	42	11	G. W. Mason.	3	1
W.-P. Northrup.	32	6	N. S. Roberts.	2	1
C. E. Denhard.	24	19	David Prince.	2	2
F. van Fleet.	22	7	W. E. Shaw.	2	0
D. C. Cocks.	21	6	J. W. Niles.	1	0
A. Caillé.	13	5	E C. Morgan.	1	0
E. F. Ingalls.	12	3	F. Donaldso Jr.	1	0
J. Tascher.	11	4	Charles Denison.	1	1
W. U. Simpson.	10	0	Langmann.	1	1
G. A. Anderson.	10	1	Frank Tipton.	1	1
E. L. Cocks.	10	3	H. F. Ivins.	1	0
J. G. Reid.	10	4	J. B. Weeler.	1	0
Geo M. C. Naughton.	10	2	A. G. Case.	1	1
A. E. Hoadley.	9	0	L. L. Palmer.	1	0
F. Henrotin.	7	3	B. T. Shimwell.	1	0
G. Eichberg.	6	2	W. L. Carr.	2	0
H. O. Bates.	6	6	E. K. Priest.	5	0
W. H. Prescott.	6		J. E. Winters.	6	0
W. P. Bolles.	2	2	F. W. Merriam.	3	2
H. L. Smith.	2		S. A. W. Williams.	3	0
H. H. Mudd.	6	2	H. W. Berg.	8	2
J. H. Hance.	5	1	J. L. Millfinger.	2	1
Carl Beck.	5	4	Harles.	2	2
G. W. Gay.	4	0	E. D. Ferguson.	1	0
T. H. Meyers.	21	4	F. C. Shaefer.	4	0
E. E. Montgomery.	15	8	Forscheimer.	5	2
G. H. Cocks.	14	4			

Nombre d'opérateurs : 65.

Nombre de cas : 806, avec 221 guérisons = 27,4 pour cent. Garçons, 225; filles, 198; sexe non indiqué, 383.

Moyenne des âges des cas mortels, 3 ans et 2 mois. — Moyenne de l'âge des cas qui ont guéri, 4 ans 1 mois et 1/3.

Durée des symptômes laryngés avant l'intubation, dans les cas de guérison, 2 jours 9 heures; dans les cas de mort, 1 jour 19 heures.

Urines contenant de l'albumine, 117 cas; n'en contenant pas, 31; pas relaté, 658.

Durée moyenne de la vie après intubation dans les cas mortels, 2 jours 8 h.

Temps moyen que le tube est resté dans le larynx dans les cas de guérison, 5 jours 3 heures 1/2.

Causes de mort dans 339 cas. Pour les autres elles ne sont pas indiquées :

Bronchite diphthéritique........ 139
Pneumonie..................... 55
Infection..................... 37
Affaiblissement............... 33
Complications néphrétiques 25
Syncope....................... 20
Œdème pulmonaire.............. 9
Bronchite..................... 8
Asphyxie par obstruction du tube 2
Asphyxie par refoulement en bas de la membrane............. 2
Asphyxie par gonflement au-dessus de la tête du tube......... 1
Asphyxie par négligence d'avertir l'opérateur après le rejet du tube par la toux............. 4
Tuberculose................... 2
Congestion des poumons........ 1
Scarlatine.................... 1

TOTAL.......... 339

(1) Brown. Lu à l'Académie de médecine de New-York, le 2 juin 1887.
(2) Cas de sa pratique privée.

INSTRUMENTATION ET MANUEL OPÉRATOIRE.

Nous décrirons d'abord les instruments dont nous nous sommes servi dans nos douze cas de croup; et nous donnerons ensuite les règles à suivre pour mener à bonne fin l'introduction et l'extraction d'un tube d'O'Dwyer.

A. Instrumentation.— L'appareil complet se compose de cinq tubes, applicables des premiers mois de la vie à douze ans ; d'une poignée introductrice ou applicateur ; d'une pince ou extracteur; d'un écarteur des mâchoires, pour maintenir la bouche ouverte et éviter les morsures pendant l'opération ; et, enfin, d'une plaque d'acier donnant des indications pour le choix du tube relativement à l'âge des enfants.

Les tubes (*Fig.* 3), en métal dense, à parois épaisses et dorées, ont une longueur qui varie, ainsi que le calibre, suivant les âges. Le plus petit de la série, celui qu'on emploie chez les enfants au-dessous de douze mois, a une longueur de quatre centimètres et le grand diamètre intérieur, au point le plus rétréci, mesure quatre millimètres. Le plus grand tube, destiné aux enfants de 8 à 12 ans, a six centimètres et demi de longueur et un grand diamètre de sept millimètres. Les autres tubes ont des longueurs et des diamètres intermédiaires. A l'intérieur, le tube est régulièrement elliptique, à parois lisses, à grand diamètre antéro-postérieur; à la partie supérieure, l'orifice s'évase un peu dans le sens de ce diamètre. Extérieurement, le tube présente une forme rappelant la cavité laryngienne. Il est aplati latéralement dans sa partie supérieure, un peu moins dans sa partie inférieure; vers son milieu, l'aplatissement disparaît insensiblement de façon à constituer en ce point un véritable ventre ou cylindre. En un mot le tube est fusiforme avec les bouts aplatis légèrement. L'extrémité inférieure se termine par un bord mousse incliné vers l'orifice. L'extrémité supérieure est surmontée d'une tête triangulaire, débordant le tube de quelques millimètres en arrière et sur les côtés. Les épaules du tube ou côtés de la tête, sont inclinées de bas en haut et de dedans en dehors. Elles appuient sur les cordes vocales supérieures, et l'angle postérieur repose sur les cartilages aryténoïdes. La face supérieure de la tête, dont le centre est occupé par l'orifice du tube, regarde légèrement en avant, pour faciliter son adaption avec l'épiglotte, dans les mouvements de déglutition. Un œillet traverse le tube à la partie antéro-latérale gauche, à son point de réunion avec la tête. Cet œillet est destiné à recevoir le fil de sûreté pendant les manœuvres d'introduction. Chaque tube est muni d'un obturateur qui le fixe à l'introducteur pendant l'application. L'obturateur se termine en bas par une tête hémisphérique qui transforme l'extrémité inférieure du tube en un cône mousse et un peu déprimé latéralement, très bien disposé pour pénétrer dans le larynx, sans rien dilacérer. Son extrémité supérieure, plus volumineuse, porte un écrou destiné à recevoir les pas de vis de l'applicateur; il y a une petite rainure sur le côté pour le glissement du fil. Il est articulé en son milieu pour permettre de le retirer sans avoir besoin d'un grand espace dans la bouche.

L'applicateur (*Fig.* 2), ou introducteur, se compose d'un manche, long de douze centimètres supportant une tige d'acier de même longueur, recourbée brusquement à angle droit à son extrémité libre. La tige se termine par des pas de vis qui s'engagent dans l'obturateur. Sur elle glisse un tube portant à sa partie antérieure un ressort à boudin, surmonté d'une double griffe. Cette griffe presse sur la tête du tube et l'enfonce dans le larynx au moment ou l'opérateur chasse en avant, avec le pouce droit, le bouton supérieur du manche, pour dégager l'obturateur. Sur le manche, on trouve à la face supérieure un bouton mobile agissant sur le tube et la griffe ; sur la partie inférieure une sorte de crochet donnant point d'appui aux doigts et un peu en avant de ce crochet une vis qui permet de séparer les diverses pièces de l'instrument. Le mécanisme de cet appareil est des plus ingénieux.

L'extracteur (*Fig.* 1), d'une longueur égale à celle de l'applicateur, est une pince d'acier, recourbée à son extrémité, suivant le dos des branches. La courbure est douce ; mais elle se termine de façon que l'axe des mors forme un angle droit avec celui du manche. Une des branches, l'inférieure, est plus longue; elle supporte le manche ou poignée ; elle constitue une tige inflexible dans toute sa longueur. L'autre, la supérieure, s'articule deux fois avec l'inférieure, et de plus, elle présente une charnière dans sa continuité, à la partie la plus coudée ; elle est seule mobile pendant qu'on se sert de l'instrument. En temps ordinaire, les mors de la pince sont tenus rapprochés par l'action d'un ressort, situé à la partie postérieure des deux branches. L'extrémité du mors présente, sur sa face externe, des rainures circulaires, destinées à empêcher le glissement lorsqu'il presse excentriquement contre les parois du tube. Cette extrémité ressemble à un bec de canard ; et, contrairement à ce qui se passait à l'origine, le mouvement du levier a lieu vers la branche la plus éloignée.

Cette modification permet de maintenir le tube dans son axe primitif et rend les manipulations difficiles de l'extraction beaucoup plus faciles. Cette pince n'est guère moins ingénieuse que l'applicateur.

L'ouvre-bouche (*fig.* 4) qui est actuellement dans les boîtes d'O'Dwyer est celui du Dr Denhard, il présente un avantage sur l'ancien : celui de ne pas être déplacé, pendant l'opération, par les mouvements d'épaules du patient, et de ne pas gêner l'opérateur. Quand il est en place, ses branches sont appliquées contre la joue et l'oreille gauches, au lieu de pendre en avant comme dans celui d'O'Dwyer; il laisse la partie antérieure de la bouche complètement libre.

Cet écarteur est en acier, avec gouttières en plomb. Il ne présente rien de particulier qui mérite une description.

Enfin, une sorte de règle (*fig.* 5) ou plaque métallique, portant des traits et des chiffres qui indiquent les tubes à choisir suivant l'âge des enfants, complète la boîte d'instruments pour l'intubation, d'après la méthode d'O'Dwyer.

Une bobine de cordonnet de soie est jointe à ces divers appareils.

D'ailleurs la planche ci-contre donnera une idée plus exacte des instruments que ne pourrait le faire aucune description.

B. Manuel opératoire. — *Introduction du tube.* — On choisit d'abord le tube le plus convenable pour le petit malade en tenant compte de l'âge, du sexe et de son développement relatif. Un cordonnet de soie, d'une longueur de cinquante à soixante centimètres environ, est passé dans l'œillet du tube. L'obturateur, vissé à l'introducteur, est remis dans le tube de façon que sa rainure corresponde au fil. On fera bien d'huiler l'articulation de l'obturateur ou tout au moins de s'assurer qu'elle joue facilement. L'applicateur, armé du tube, est placé sur une table ou sur une chaise à la portée de l'opérateur. L'enfant est ensuite mis en position. Cette position est très importante pour le succès des manœuvres opératoires. Une fois prêts pour l'opération, le tube et l'applicateur sont à angle droit ; de même l'axe de la trachée et celui de la bouche doivent être à angle

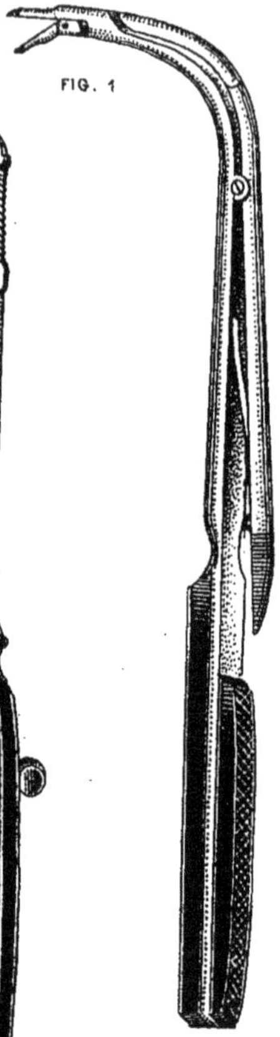

FIG. 1

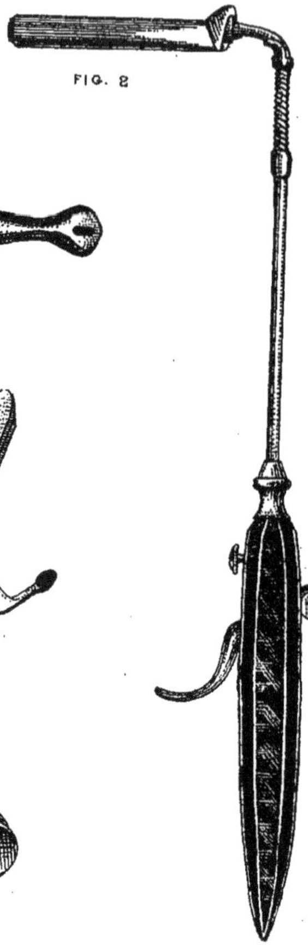

FIG. 2

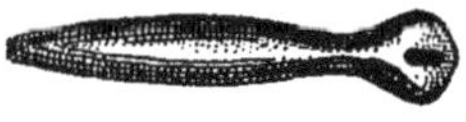

FIG. 3

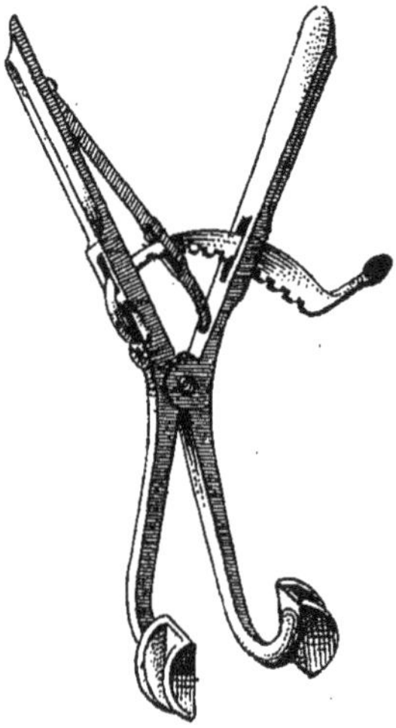

FIG. 4

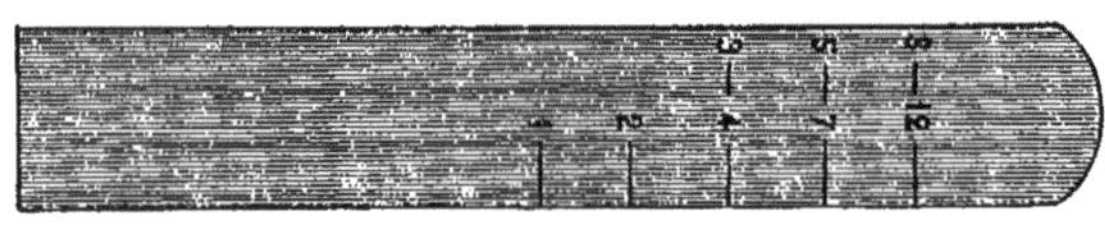

FIG. 5

LÉGENDE

Fig. 1. Extracteur ouvert; Fig. 2. Applicateur armé du tube,
Fig. 3 tube vu par la face antérieure
Figure 4. Ouvre-bouche; Figure 5. Echelle.

droit. Le patient est donc placé comme s'il était suspendu par le sommet de la tête. La nourrice ou toute autre personne s'assied sur une chaise solide à dossier droit; elle se tient elle-même bien droite, maintenant l'enfant contre sa poitrine par les coudes appliqués sur les côtés du thorax, pendant qu'elle maintient les pieds entre ses genoux.

Une couverture de laine enveloppera complètement l'enfant depuis le menton, tout en respectant la liberté du thorax pour la respiration. La tendance habituelle est de faire incliner quelque peu l'enfant en arrière. Il ne faut pas oublier que la position doit être absolument verticale. Toutefois, il y a peut-être avantage, pour introduire le tube, de rejeter la tête un peu en arrière; pour le retirer elle doit être bien droite. Un aide se tient derrière la nourrice et place ses mains sur les tempes et le haut de la tête de l'enfant et le maintient solidement; mais il ne peut pas en même temps tenir l'écarteur. Une troisième personne, se tenant à gauche de l'enfant, assure la fixité de l'ouvre-bouche et retient près de la joue gauche de l'opéré les chefs du cordonnet de soie. L'enfant étant en position et l'écarteur des mâchoires placé, l'opération ne dure plus que dix ou quinze secondes et quelquefois moins. L'opérateur, debout en face de l'enfant, tient de la main droite l'introducteur, armé du tube, et de l'index gauche porté au fond de la gorge, il relève l'épiglotte et détermine l'orifice glottique; l'extrémité inférieure du tube suit la face palmaire du doigt et pénètre dans le larynx et la trachée, à travers la glotte. A ce moment le bouton du manche qui agit sur la griffe est poussé en avant; l'obturateur se dégage, l'introducteur est retiré et le tube est en place. Au début, le manche de l'applicateur doit être tenu sur le thorax et ensuite relevé jusqu'à ce que la mâchoire supérieure arrête le mouvement.

On reconnaîtra qu'on est réellement dans le larynx par la respiration facile, la toux sonore, explosive et métallique : ce dernier signe est caractéristique. Lorsqu'on n'est pas entré dans le larynx, la dyspnée reste la même ou augmente et la toux est toujours croupale. Il faut alors tirer sur le fil, et le tube, qui a glissé dans le pharynx et l'œsophage, au lieu de traverser la glotte, est ramené. Ceci arrive parce qu'on est porté à le conduire sur le côté et même sur la face dorsale du doigt, au lieu d'avoir la pointe de l'instrument sous le doigt, comme le recommande Waxham, en même temps qu'on n'élève pas assez le manche de l'applicateur. Dans ces conditions, le tube regarde obliquement en arrière l'œsophage, au lieu d'être dirigé verticalement, suivant l'axe du larynx. On pousse légèrement le tube, l'obturateur est dégagé, croyant avoir réussi; mais non, c'est dans l'œsophage qu'on a poussé l'instrument. Dans quelques-uns de nos cas, ce fait s'est produit. Plus tard, quand nous avons eu connaissance des recommandations que nous venons d'indiquer, nous avons pu presque toujours pénétrer du premier coup dans le larynx.

Retrait du fil. — Quand on est certain que le tube est dans le larynx et qu'avec l'index gauche on a enfoncé la tête assez profondément, on peut, sans désemparer, retirer le fil; mais il n'y a aucun mal à attendre quelques minutes. Dans ce dernier cas, on enlève l'écarteur dès que l'insertion est faite. L'enfant tousse habituellement pendant un moment; des mucosités et des débris de fausses membranes arrivent dans la bouche et sur les lèvres : on les essuie si l'enfant n'a pas la force de les expulser. En essuyant il faut prendre garde au fil, car on pourrait tirer dessus et déplacer le tube; il faut se méfier aussi des mains de l'opéré qui cherche à se débarrasser d'un fil incommode. Lorsque le calme est revenu, nous faisons prendre une ou deux cuillerées à café de liquide, du cognac, le plus souvent, pour provoquer une toux un peu forte et voir si le tube reste en place et s'il est bien perméable.

Après cela, si tout se passe bien, le fil est enlevé. La tête de l'enfant est maintenue de nouveau, l'ouvre-bouche est remis en place, l'index gauche est introduit dans la bouche pour presser sur la tête du tube pendant qu'on retire le fil. L'enfant est alors replacé dans son lit; on peut le recoucher immédiatement après l'introduction du tube, s'il est très faible, qu'on ait enlevé ou non le fil. Dans la dernière hypothèse, il ne sera pas bien nécessaire de le remettre en position pour le retrait du fil. Nous avons accompli quelquefois cette partie de l'opération, le malade étant dans son lit, la tête un peu relevée sur un oreiller. On fait immobiliser la tête, l'écarteur est placé entre les mâchoires et on procède ensuite comme nous l'avons dit plus haut. L'opérateur se tiendra à droite de l'enfant.

Extraction du tube. — La position à donner au patient est exactement la même que pour l'introduction, avec cette recommandation que la tête doit être bien droite. Ceci fait et l'écarteur étant convenablement disposé, l'opérateur porte son index gauche au fond de la gorge pour sentir la tête du tube, tenant de la main droite la pince d'extraction ; l'extrémité de celle-ci est glissée, fermée, le long de la face palmaire du doigt jusqu'à ce qu'elle pénètre dans l'orifice du tube. On sait que l'on est en bonne position, lorsque, pressant sur le levier de l'extracteur, on rencontre une résistance très précoce; les mors de la pince, buttant contre les parois du tube, ne s'écartent que très peu. Si l'on est en dehors de l'orifice, le levier s'abaisse au contraire facilement. Il faut alors mieux s'orienter et bien voir avec l'esprit, disent les Américains, la situation du tube. On tâtonnera rarement si l'on a convenablement placé son doigt et bien conduit l'instrument. Pourtant de l'avis de tous les expérimentateurs l'extraction est plus difficile que l'insertion.

Lorsqu'on est entré dans le tube, qu'on a senti les parois en pressant sur le levier, il peut se faire que l'extrémité des mors soit tout à fait à l'entrée de l'orifice ; or, en ce point, l'orifice est évasé, et, si l'on exécute le mouvement d'extraction, l'instrument peut déraper au moment où l'on abaisse le manche pour amener le tube dans l'axe de la bouche. Donc, comme précaution, après avoir senti les parois du tube, on cesse de presser sur le levier pour laisser les mors se rapprocher et l'on fait pénétrer alors plus profondément la pince..

On peut ensuite presser sur le levier et enlever le tube sans crainte. Certains auteurs recommandent de ne pas abandonner du doigt l'épaule du tube pour l'entraîner au dehors de la bouche si la pince lâche prise en route. Avec la précaution dont nous venons de parler, celle-ci perd toute son importance. Dans notre premier cas d'intubation, l'extracteur dérapa, faute d'avoir été suffisamment enfoncé, une fois le tube arrivé sur la base de la langue. Nous eûmes ensuite d'assez grandes difficultés pour le reprendre dans le pharynx, à l'aide d'une pince ordinaire.

Chez les tout jeunes enfants principalement, l'extraction du tube est aidée par le rejet du larynx en haut et en arrière par le pouce de la main gauche, pendant que l'index est introduit dans le larynx sur la tête du tube.

Le Dr Cheatham, de Louisville, conseille le renversement du patient, ou un choc dans le dos, ou l'excitation de l'arrière-gorge pour l'extraction du tube. Il est seul de cet avis.

Après avoir accroché l'épiglotte avec l'index gauche, on a de la tendance à porter trop à droite le manche tenu de la main droite. Les instruments d'insertion et d'extraction doivent être maniés suivant l'axe de la bouche et dans la ligne médiane (Northrup).

Un point essentiel, aussi bien en introduisant qu'en retirant le tube : que les essais soient de courte durée. Il vaut mieux faire six essais rapides qu'un seul de longue durée (Northrup).

Quand le bout du tube est introduit dans le larynx, il faut très peu de force pour le placer. Quelqu'un a comparé la façon de procéder à ce moment, à ce qu'on fait pour passer une sonde dans l'urèthre de l'homme.

Bien que l'extraction du tube soit quelque peu difficile, un praticien d'une habileté ordinaire peut souvent réussir du premier coup, après un peu d'expérience. Quant à l'insertion, un essai suffit généralement. En se préparant pour la pratique de l'intubation, il y a beaucoup d'avantages, si l'on peut essayer sur le cadavre, à introduire et à retirer le tube et à disséquer ensuite la région. Après quelques expériences, l'intubation de l'enfant vivant est bien plus facile que celle du cadavre. L'action musculaire du malade aide beaucoup. Dans l'effort que fait l'enfant pour protéger son larynx, il le soulève instinctivement, le tient fixé, tend l'épiglotte et abaisse la langue. La position du larynx ainsi est favorable quoique la raideur de l'épiglotte nuise un peu à l'opération. Pour accrocher l'épiglotte, les uns introduisent d'abord le doigt dans le pharynx et le ramènent jusqu'à la rencontre du bord épiglottique. D'autres recherchent immédiatement sa surface convexe et glissent jusqu'au bord. Lorsqu'il s'agit d'enfants de moins de deux ans, il est souvent difficile de l'accrocher parce qu'elle se replie sur elle-même. Quelques expériences et une connaissance ordinaire de l'anatomie du fond de la bouche suffisent pour pratiquer cette opération. L'intubation est facile pour ceux qui ont l'habitude du laryngoscope. (Northrup).

En Amérique, on emploie quelquefois le chloroforme ou l'éther pour pratiquer l'intubation : c'est surtout pour le retrait du tube que l'on fait usage de l'anesthésie. Dans ce pays, on n'a pas de préjugé sur l'emploi du chloroforme pour la chirurgie de l'appareil respiratoire, et, depuis longtemps, les médecins américains endormaient leurs malades pour les opérer de la trachéotomie. Ils ne s'abstenaient de l'anesthésie que quand l'asphyxie était trop imminente. C'est avec cet esprit d'habitude qu'ils le donnent lorsqu'il s'agit de pratiquer les manœuvres de l'intubation. Ce moyen peut rendre de véritables services sans doute quand on s'adresse à un enfant indocile ; mais pour la plupart des cas, il sera inutile de recourir à ce moyen.

OBSERVATIONS

OBSERVATION I.

François M..., 12 mois, entre à l'Hôtel-Dieu, salle Ste-Catherine, n° 24, dans le service de M. le professeur Queirel, le 16 août 1887, à dix heures du matin. L'enfant, malade depuis un jour seulement, avait été pris, dans la matinée de la veille, d'une toux obscure et rauque qui l'était devenue de plus en plus dans l'après-midi; il y avait un peu de chaleur à la peau et la soif était plus vive que de coutume; mais il jouait et tétait encore volontiers; le soir à 8 heures, le petit malade avait eu un accès de suffocation durant quelques instants; ensuite, il avait été agité et la nuit s'était passée sans sommeil. Pourtant, vers le matin, il avait retrouvé un peu de calme et, selon son habitude, il avait pris une demi-tasse de café au lait.

A 7 heures, une heure après ce déjeuner, il était survenu un nouvel accès de suffocation très-sévère. Les parents, effrayés, apportèrent l'enfant à l'hôpital. On n'avait pas appelé de médecin ni donné de médicaments.

16 *août, dix heures du matin.* — L'enfant, couché sur les bras de sa mère, est pâle; les ailes du nez se dilatent, la tête est rejetée en arrière; il a le regard éteint, la voix et la toux sont croupales, la respiration est rapide, il y a du tirage; le creux sus-sternal et l'épigastre se dépriment, les espaces intercostaux s'enfoncent: en un mot, il présente tous les symptômes d'une dyspnée intense.

Le pouls est faible et fréquent, mais régulier. A l'examen

de la bouche, on ne voit aucune fausse membrane dans le fond de la gorge. La sonorité du thorax est normale. La respiration ne s'entend pas dans la partie inférieure des poumons; on la perçoit même difficilement à la partie moyenne et au sommet, à cause des bruits laryngés qui masquent tout. Malgré l'absence de quelques symptômes, le diagnostic paraît être celui de croup diphthéritique (croup d'emblée de Trousseau). L'asphyxie, sans être absolument imminente, menace de survenir à brève échéance. Pourtant le sujet est si jeune qu'on ne parle que vaguement de la trachéotomie. Le traitement médical pourrait encore être essayé, car aucun remède n'a été donné jusque-là. Nous parlons alors de l'intubation à MM. les professeurs Queirel et Marcorelles qui, terminant leur visite, sont encore dans la salle. Leur adhésion nous est donnée à l'instant. Quelques minutes après, avec l'aide du Dr Alezais, médecin des hôpitaux, nous pratiquons notre première intubation.

Par une coupable négligence, nous n'avions fait aucune expérience antérieure sur le cadavre, ni avec nos tubes, ni avec d'autres instruments. Pendant notre passage à la clinique d'accouchements et à la Maternité, nous avions introduit quelquefois, il est vrai, le tube de Chaussier dans le larynx d'enfants nés asphyxiés. De plus, le 25 février 1887, alors que nous venions de demander, à New-York, les instruments d'O'Dwyer, nous avions essayé le cathétérisme de la glotte et du larynx chez un enfant de six mois atteint de laryngite diphthéritique. C'était à l'aide d'une sonde en gomme de cinq millimètres de diamètre, coupée d'une longueur de douze centimètres et dirigée par un mandrin auquel nous avions donné diverses courbures, pour la facilité des manœuvres, que nous avions fait ce cathétérisme. Cette sonde avait été introduite dans le larynx plusieurs fois et assez facilement pendant trois jours. (L'enfant, soulagé à chaque cathétérisme, avait guéri.) Voilà l'expérience que nous avions du larynx, le jour de notre première intubation.

L'enfant placé comme nous l'avons dit ci-dessus et l'applicateur armé du tube n° 1, nous portons l'index gauche au fond de la gorge ; l'épiglotte est relevée, le tube introduit et l'obturateur retiré avec l'applicateur. La dyspnée n'est pas modifiée, la toux est croupale comme avant et il ne se produit pas de quinte de toux. Malgré notre manque d'habitude de l'opération, nous jugeons que le tube est passé dans l'œsophage au lieu de traverser la glotte. Nous le retirons au moyen du fil de sûreté et nous prions le Dr Alezais, chef des travaux anatomiques, qui a une grande connaissance de la région, d'essayer l'introduction du tube. Cédant à nos instances et l'ouvre-bouche n'ayant pas été enlevé, le Dr Alezais introduit le tube dans le larynx en quelques secondes. L'applicateur retiré, l'enfant respire fortement ; la toux est sonore, quinteuse, explosive et métallique ; ce dernier signe nous prouve que le tube est en bonne position.

L'écarteur des mâchoires est enlevé et le fil de sûreté surveillé attentivement. L'enfant a très bien supporté l'opération : il n'y a pas de traces de choc ; il est simplement abattu, comme avant l'opération. La dyspnée cesse peu à peu seulement, moins brusquement que dans le cas où l'on introduit la canule à trachéotomie. Des mucosités sont rendues en abondance, mais on ne voit pas de débris de pseudo-membrane. La toux ne dure qu'une minute ou deux ; le calme revient ensuite, en même temps que la dyspnée cesse tout à fait. Nous faisons avaler à l'enfant quelques cuillerées de lait : la déglutition de ce liquide provoque des quintes de toux. Malgré les efforts d'expiration, le tube reste bien en place et la respiration demeure facile. L'ouvre-bouche est replacé et le fil retiré. Nous engageons alors la mère à présenter le sein au petit malade. Celui-ci fait des mouvements de succion ; mais le passage du lait au gosier provoque la toux et l'enfant refuse de téter. Durant la journée, la mère se trait et donne son lait, additionné d'un peu de cognac, par cuillerées à café, à l'enfant, qui l'avale assez bien de cette façon. Une potion sucrée à l'alcool et à l'acétate d'ammoniaque est donnée d'heure en heure pour combattre l'abattement.

Une demi-heure après l'opération, l'enfant, porté dans son berceau, s'endort profondément et le sommeil dure une heure. Durant ce repos, des ronchus s'entendent à distance. Les mucosités amassées au fond de la bouche et dans le tube amènent de la suffocation, ce qui fait cesser le sommeil. Au réveil, l'enfant respire péniblement; on nous fait prévenir. Arrivé auprès du petit malade, nous nous empressons de nettoyer les mucosités du fond de la gorge et nous nous assurons que le tube est toujours en place en portant le doigt jusqu'à l'entrée du larynx. Des efforts de vomissements suivent ces manœuvres et l'enfant rejette ou avale d'abondantes mucosités qui sortent du tube. La respiration redevient calme; il boit quelques cuillerées de lait et s'endort de nouveau. Il passe une bonne soirée et la nuit suivante n'est pas mauvaise. Nous le voyons une dernière fois à onze heures : il dort; on entend quelques ronchus rares, mais il n'y a aucun symptôme de dyspnée.

Pour faire cesser les bruits trachéaux, il suifit que l'enfant boive quelques gorgées d'un liquide quelconque : alors il tousse et la respiration n'est plus bruyante pendant un certain temps.

17 *août*.La nuit s'est terminée sans incident. Quand les bruits se reproduisaient, on nettoyait la bouche de l'enfant et on le faisait boire. La journée est calme, bonne; le malade fait de longs sommeils. Il tète encore difficilement, mais il boit à la cuillère et au verre sans grande difficulté. Du liquide en très petite quantité pénètre peut-être dans la glotte. Cet inconvé nient a l'avantage ici de provoquer un accès de toux qui chasse les mucosités de la trachée et du tube, dont l'enfant ne pourrait se débarrasser tout seul.

18. La nuit est un peu plus accidentée que la précédente. A 2 heures du matin, on vient nous chercher en toute hâte, car l'enfant suffoque. En arrivant, nous trouvons le fond de la gorge et le tube encombrés de mucosités. Il se produit là un bruit de gargouillement rappelant les râles agoniques de certains pulmonaires. Il nous suffit d'introduire deux ou trois

fois un pinceau au fond de la bouche et de ramener les mucosités au dehors pour faire disparaître cet état alarmant. La déglutition de quelques cuillerées de lait fait le reste. Bien que nous l'eussions recommandé le soir, aucun nettoyage de la bouche n'avait été fait. La mère, jeune napolitaine, n'entendant rien ni au français ni à l'italien et fort insouciante, avait dormi toute la nuit et n'avait rien fait de ce qu'il aurait fallu pour prévenir le retour de la suffocation. Elle fit mieux durant le reste de la nuit et la dyspnée ne revint plus.

Dans la matinée, l'enfant tète bien, boit facilement au verre et joue sur le lit de sa mère. Comme on ne voit toujours pas de fausses membranes, il nous vient des doutes sur la nature pseudo-membraneuse de l'affection. Aussi nous nous proposons de retirer le tube dans le courant de la journée, si l'état reste satisfaisant. A quatre heures du soir, l'enfant étant toujours bien, nous enlevons le tube. L'extraction est facile ; il faut cependant porter par deux fois l'index au fond de la gorge. Il n'en résulte pas de fatigue pour l'opéré. Après l'extraction, nous observons le malade ; la respiration paraît tout d'abord aussi facile qu'avec le tube. Mais, par degrés, la dyspnée revient et présente, à 8 heures du soir, tous les caractères du 16 au matin. Aidé d'un de nos collègues d'internat, nous remettons le tube et, cette fois, du premier coup et avec facilité. La dyspnée cesse rapidement et le calme reparaît. La nuit suivante est bonne.

19, 20 *et* 21. Le mieux continue. La déglutition est facile, l'enfant tète comme avant sa maladie. La dyspnée n'a plus reparu.

22. Le petit malade, soutenu par sa mère, se promène dans la salle ; il joue. Il n'y a pas de pseudo-membranes visibles dans la cavité buccale. C'est le septième jour de l'intubation. A quatre heures du soir, nous voulons retirer le tube. Nous faisons deux tentatives infructueues, de bien courte durée d'ailleurs, car nous ne sommes pas suffisamment secondé, aucun de nos collègues n'étant à l'hôpital. Trois heures plus tard, en présence de M. le professeur Queirel,

nous enlevons le tube. Nous le saisissons facilement cette fois ; mais la pince, n'étant pas assez enfoncée, dérape en route, au moment où le tube arrive sur le milieu de la langue ; l'index qui l'accompagne ne peut réussir à le ramener au dehors. Il va ensuite se loger entre les piliers du pharynx : l'index tenu au fond de la gorge l'empêche de s'engager dans l'œsophage. Mais, lorsque nous lui donnons une poussée pour le rejeter en avant, il passe en arrière du voile du palais, et il faut que M. Queirel le saisisse avec une pince droite pour le ramener au dehors. L'enfant fut un peu abattu par toutes ces manœuvres, mais il ne survint plus de dyspnée et il guérit ensuite assez rapidement.

Nous aurions peut-être pu douter à ce moment de la nature de la laryngite, si, un jour après le retrait du tube, la luette et les piliers ne s'étaient recouverts de fausses membranes. La pince avait probablement éraillé ces parties molles et la diphthérie s'y était montrée, preuve qu'elle existait avant dans le larynx. Les pseudo-membranes persistèrent quelques jours surtout aux angles formés par la luette et le voile du palais.

31. L'enfant étant complètement guéri, la mère demande son exeat.

Nous avons revu dans la suite ce petit malade. Trois semaines après son départ de l'hôpital, le timbre de la voix ne présentait plus rien de particulier et la santé générale *était excellente.*

De cette observation, nous pouvons tirer les renseignements suivants : Le croup diphthéritique débute parfois d'emblée par le larynx ; il n'est pas absolument nécessaire d'avoir fait des expériences cadavériques antérieures pour pratiquer l'intubation : le Dr Alezais réussit du premier coup ; l'alimentation a présenté, pendant les deux premiers jours, quelques difficultés, facilement surmontées ; chez les tout jeunes enfants, il importe beaucoup d'éviter, par divers moyens, l'accumulation des mucosités dans le fond de la gorge ; le tube, retiré le troisième jour, dut être replacé quatre heures après : c'est le sixième jour en moyenne qu'il faut l'enlever chez les enfants de cet âge ; pour l'extraction du tube, l'ignorance d'une précaution opératoire est cause d'un petit incident : pour agir en sûreté, on fera donc bien de se familiariser à l'avance avec tous les détails de l'opération.

Observation II.

Henri H..., 18 mois, entre à l'hôpital de la Conception, service du Dr Fioupe, le 25 août 1887. Nous voyons le petit malade le soir à 8 heures. Il est d'une pâleur extrême, les lèvres sont livides, le regard est terne ; il est inerte dans le décubitus dorsal. Des pseudo-membranes tapissent tout le fond de la gorge et obstruent les fosses nasales ; une sanie purulente s'écoule des narines ; les ganglions sous-maxillaires sont engorgés : c'est un vrai tableau de diphthérie maligne. Les renseignements antérieurs manquent. Le thorax ne présente pas de zone de matité, et la respiration, dure à l'oreille, sans murmure vésiculaire en quelque sorte, s'entend dans tout le poumon. L'aphonie est complète, mais il n'y a pas de tirage. L'enfant repousse toute alimentation et ce n'est que par contrainte qu'on peut lui faire avaler quelques gorgées de liquide. Il n'y a qu'une faible dyspnée ; elle n'est pas suffisante pour justifier une intervention quelconque du côté du larynx et de la trachée. Nous ajournons l'opération.

26, *sept heures du matin.* — Le malade a eu un accès de suffocation assez intense deux heures auparavant. Depuis, la respiration est demeurée légèrement bruyante, avec un peu de tirage à l'inspiration ; la dyspnée, moyennement intense, tourmente pourtant le malade, qui agite la tête, dans une absence de sommeil pénible; il est d'une pâleur livide. L'état général est plus mauvais encore que la veille. Bien qu'avec nos collègues, nous ayons jugé le cas désespéré, nous pensons qu'il serait humain de diminuer les angoisses de l'agonie de ce petit être en désobstruant son larynx. Nous pratiquons donc l'intubation avec le tube n° 2, à 7 heures 1[2. L'opération est des plus faciles : le malade ne réagit en aucune façon. Toutes les parties que nous touchons dans la bouche paraissent anesthésiées et le sont probablement par la maladie. Après l'insertion du tube, la dyspnée cesse et le malade semble s'animer un peu. Nous en profitons pour lui faire avaler quelques cuillerées d'une potion excitante : la déglutition est facile; il s'endort ensuite. Deux ou trois heures plus tard, commence le collapsus mortel, qui fait succomber le malade aux progrès de l'infection, à midi du même jour, sans retour de la dyspnée. Le tube, retiré le soir, était absolument perméable.

Dans ce cas, conforme aux idées des Américains, nous avons pratiqué l'intubation bien plus pour adoucir l'agonie du malade que pour lui offrir une chance suprême de guérison.

Observation III.

Jean B..., 19 mois, entre à l'Hôtel-Dieu, salle Sainte-Catherine, n° 24, dans le service de M. le professeur Chapplain, suppléé par M. le professeur Queirel, le 28 octobre 1887, à 10 heures du matin. L'enfant est très pâle, les lèvres et les extrémités sont cynanosées; le regard est perdu; une sueur froide perle sur le front; la toux est croupale et l'aphonie complète : il y a un tirage bruyant; le creux sus-sternal et l'épigastre se dépriment fortement; tous les muscles de l'inspiration et de l'expiration fonctionnent avec énergie : la dyspnée est très intense. Des plaques de diphthérie se voient sur l'amygdale et les piliers droits; la langue est saburrale ; les ganglions cervicaux sont un peu tuméfiés. Le thorax ne présente pas de matité anormale, et, à l'auscultaiion, on ne perçoit que des râles ronflants et sibilants, disséminés dans la poitrine : les bruits laryngiens obscurcissent tout le reste. Le pouls est à 144. C'est un enfant rachitique, présentant tous les attributs du lymphatisme le plus accusé. Sevré à l'âge de 7 mois, il ne marche pas encore seul. Il tousse depuis trois semaines et les débuts de la maladie actuelle remontent à quatre jours.

28, *dix heures et demie.* — Il n'y a pas de temps à perdre, nous dit notre chef de service, M. Queirel, en déclarant que le cas paraît des plus graves. En effet, l'asphyxie fait de rapides progrès. Les extrémités se refroidissent. Nous l'intubons à l'instant : c'est le tube n° 2 qui est choisi. L'opération est facile. Une quinte de toux de quelques secondes suit l'introduction du tube dans le larynx. D'abondantes mucosités sont rejetées. La dyspnée cesse rapidement et nous essayons de faire boire l'enfant. La déglutition est fort difficile; elle provoque la toux et donne des envies de vomir. Lorsque le calme est revenu, nous enlevons le fil pour tenter de nouveau l'alimentation. Mêmes résultats qu'avant : toux et vomissements. En auscultant, un moment après, on perçoit des ronchus de bronchite disséminés dans la poitrine et des râles de congestion aux deux bases et en arrière.

Une heure après l'opération. — L'enfant a dormi quelques instants. Il y a 144 pulsations, 38 respirations et la température rectale est de 39°3. Nons sondons le petit malade pour avoir de l'urine. A l'analyse, nous ne trouvons ni sucre, ni albumine.

Six heures du soir. — Le calme s'est maintenu. De temps en temps, on nettoie les mucosités de la gorge et l'on touche les plaques de diphthérie avec du jus de citron ; après quoi la bouche est barbouillée avec un collutoire au borate de soude et au miel rosat. L'alimentation par la bouche demeurant à peu près impossible à cause de la toux et des vomissements, nous employons la sonde nasale. Par l'une des narines, nous introduisons jusque dans l'estomac une sonde n° 16 de Labbé, et, à l'aide d'un petit entonnoir en verre, une tasse de lait, dans lequel on a versé trois cuillerées à café de rhum est portée dans l'estomac. Le malade ne souffre pas trop de cette petite opération : le passage de la sonde provoque un éternuement; mais, une fois en place, le malade paraît ne plus rien ressentir. A partir de ce moment, la sonde est introduite toutes les quatre heures, et cent cinquante grammes de lait et dix grammes de rhum environ sont administrés chaque fois. Dès le troisième cathétérisme, la mère et la religieuse peuvent pratiquer elles-mêmes ce mode d'alimentation. Dans l'intervalle des quatre heures, on ne donne par la bouche que la potion à l'acétate d'ammoniaque et à la teinture de cannelle. Pulsations : 120; respirations : 42; température rectale ; 39.8.

29, *matin*. — La nuit s'est passée sans incident. Alimentation à la sonde par la mère et la religieuse, à 2 heures et à 6 heures du matin. L'enfant, encore abattu, a dormi une partie de la nuit et n'a pas cessé de bien respirer. Il fait entendre un ronflement qu'on perçoit à distance et qui disparaît pour un moment quand il boit une cuillerée de potion. L'auscultation fait entendre de gros râles bronchiques et trachéaux : la congestion des bases a disparu. P., 128; R., 36; T., 38.7.

Soir. — Journée calme; urines et sueurs abondantes. Malgré cela, l'état reste inquiétant. P., 132; R., 40; T., 39.3.

30. Même état que la veille pour la poitrine ; la diphthérie a gagné la luette et les piliers gauches. Rien n'est changé au traitement.

Matin.— P., 140; R., 42 ; T., 38.6. *Soir*. P., 144; T., 38.9.

31. Rien n'est changé à l'état de la veille ; un peu moins d'abattement cependant. Matin. P., 148 ; R., 44 ; T., 38. Soir. P., 136 ; R., 40; T., 37.5.

1er *novembre*. — Amélioration. Tous les jours précédents, il y avait eu une ou deux selles molles par vingt-quatre heures. Ce jour-là, il n'y a qu'une selle jaunâtre et sèche vers le soir.

On donne un lavement émollient qui amène quelques boulettes stercorales durcies. La quantité de rhum est diminuée de moitié, ainsi que les médicaments de la potion. L'enfant avale facilement.

Matin. — P., 128; R., 38; T., 37,8. Soir. P. 132. R. 38; T. 37,8.

2. Le mieux continue, suppression de la potion. Un œuf le matin, un potage le soir.

3. Les fausses membranes ont disparu presque en totalité. La déglutition est satisfaisante. C'est le septième jour de l'intubation; nous nous proposons de retirer le tube dans la journée. A dix heures, un instant après la visite, on vient nous dire que l'enfant a rejeté son tube : il mangeait un morceau de chocolat lorsqu'une quinte de toux chassa le tube, qui tomba sur le lit à quelque distance du malade. Le tube est net à l'intérieur et un peu noirci extérieurement, à la partie supérieure. La dyspnée ne revient pas, la respiration est facile comme avant. L'alimentation se fait depuis deux jours entièrement par la bouche. Lait, œufs, potages, vin de Malaga. L'intubation ne redevient pas nécessaire. Les dernières plaques de diphthérie disparaissent et le malade entre en convalescence.

Bientôt la bronchite seule persiste.

Jean B..., sort le 20 novembre : la voix est encore un peu rauque et la toux n'a pas complètement disparu. Nous l'avons revu quelque temps après : la voix était normale et la bronchite bien améliorée, mais non guérie.

Il ressort de cette observation que dans certains cas l'alimentation buccale ordinaire est à peu près impossible. D'autre part, elle montre que cette difficulté peut être surmontée avec bonheur par la sonde nasale. — En outre, le tube est rejeté le septième jour dans un effort ordinaire de toux. Ceci semble démontrer que le larynx tuméfié au moment de l'opération, désenfle par les progrès de la guérison et laisse alors au tube une mobilité plus grande qui peut permettre son rejet, sous un effort de toux qui ne l'aurait pas déplacé dans les premiers jours.

Observation IV.

Claudine L..., deux ans et quatre mois, enfant abandonnée, en traitement dans le service du Dr Flavard, pour un mal de Pott dorso-lombaire (cyphose avec ulcération profonde), est prise de diphthérie pharyngée et envoyée, le 1er novembre, dans le serviee du Dr Fioupe. Nous examinons la malade le soir du même jour. Le fond de la gorge est rouge et tapissé de fausses membranes, la dysphagie est assez marquée : c'est ce symptôme qui a attiré l'attention du côté de la bouche. L'enfant n'a aucun signe de dyspnée, les cris sont nets, elle ne tousse pas et la poitrine ne présente rien de particulier. La face est pâle et l'abattement considérable. La plaie dorso-lombaire, bien protégée par un pansement, n'est pas atteinte de diphthérie. Pulsations 148; respirations 36; température axillaire 38,7.

2 *et* 3 *novembre*. La maladie fait des progrès, les pseudo-membranes gagnent la luette, le voile du palais et les fosses nasales, de légères épistaxis ont eu lieu, un pus sanieux s'écoule en permanence par le nez. L'affaiblissement est très marqué; mais, jusque-là, il n'y a pas eu de dyspnée. Pourtant les cris se voilent dans la soirée du 3 et la toux, qui apparaît, devient peu à peu croupale. Durant la nuit suivante, plusieurs accès de suffocation tourmentent la petite malade. Averti de ce qui se passe, nous nous rendons auprès d'elle le 4 au matin. La respiration est pénible, mais il n'y a pas les caractères d'une dyspnée franchement laryngée : on la dirait plutôt toxique. Il se produit cependant un sifflement glottique et les muscles respiratoires dépriment le creux sus-sternal et

l'épigastre; les angoisses de la suffocation se traduisent par de l'agitation de la tête. Toute alimentation est refusée. La plaie du dos est encore indemne de fausses membranes.

Nous pratiquons l'intubation à dix heures, avec le tube n° 2. L'opération ne présente aucune difficulté, l'enfant restant presque complètement inerte. Il se produit cependant une petite quinte de toux au moment de l'introduction du tube dans le larynx. Rien n'est rejeté et il paraît ne pas y avoir de phénomènes de choc. La respiration devient plus libre; malgré cela, les symptômes de l'asphyxie ne cèdent pas. Les excitants extérieurs et cutanés sont employés sans résultat contre le collapsus, et la mort survient à cinq heures du soir, sept heures après l'intubation.

La mort est due, dans ce cas, comme dans celui de l'observation II, aux progrès de l'infection générale. Le tube, retiré dans la soirée, était perméable et bien en place.

Observation V.

Alfred G..., quatre ans et huit mois, entre à l'Hôtel-Dieu, le 2 décembre 1887, à onze heures du matin. Il est envoyé de la ville avec le diagnostic de croup. A son arrivée, l'asphyxie est à sa période ultime. Le pouls ne se sent plus à la radiale et la respiration commence à devenir intermittente : c'est l'agonie. On fait des injections hypodermiques d'éther et des frictions sur la peau pendant que nous faisons prendre nos instruments. Les excitants réveillent un peu le malade. Nous pratiquons immédiatement l'intubation. Comme l'enfant est âgé de près de cinq ans et qu'il paraît un peu plus grand que son âge nous choisissons le n° 5-7. L'insertion de ce tube présente des difficultés que nous attribuons à son volume. Sans insister, nous le changeons pour un plus petit, le n° 3-4 est alors introduit sans peine et du premier coup. L'enfant est demeuré inerte pendant tout le temps de l'opération. A la fin de celle-ci une syncope menace le petit malade ; il est rapidement couché sur le lit d'opération. Des frictions térébenthinées sur le thorax, l'abdomen, les membres et les tempes le raniment. Nous aidons la respiration en élevant et en abaissant les bras. L'air passe librement à travers le tube. Nous faisons encore une injection hypodermique d'éther, en même temps que des inhalations d'oxygène. La respiration se régularise peu à peu et semble se faire d'elle-même ; mais le cœur bat toujours avec une grande lenteur. Des linges chauds, des sinapismes sont appliqués sur la région précordiale et à l'épigastre. Le marteau de Mayor est mis en usage aussi. Par intervalles, on verse du cognac dans la bouche de l'enfant. Sous l'influence de ces excitations les battements du cœur s'accélèrent, le pouls devient sensible et la respiration se fait d'une façon satisfaisante. La pupille, dilatée et insensible un peu avant, se contracte sous l'influence de la lumière. Le petit garçon s'intéresse à ce qui se passe autour de lui. Il s'est écoulé trente cinq minutes depuis l'intubation.

Nous pensons que le malade peut être placé dans son lit, bien chauffé, puis abandonné aux soins de sa mère. Par malheur, en le relevant pour lui ôter ses vêtements, une syncope survient et tout ce que nous tentons pour le rappeler à la vie reste inutile. Nous avons regretté amèrement de ne pas l'avoir laissé plus longtemps sur le lit d'opération, sans lui faire quitter la position horizontale. Nous aurions sans doute évité la syncope ; et les forces, revenant peu à peu, auraient permis de combattre la maladie ; et, si la mort était survenue plus tard, elle n'aurait pas été le résultat de l'asphyxie croupale seulement.

De cette observation, nous croyons pouvoir conclure que, dans les cas où l'on est appelé à opérer tout à fait au dernier moment, il faut se départir un peu de la règle qui recommande de prendre, dans les âges intermédiaires à deux numéros, plutôt au-dessus qu'au-dessous, et choisir le n° plus petit; car l'introduction devient plus facile et partant plus rapide. D'ailleurs, avec ce choix, le calibre du tube est encore bien suffisant pour combattre d'une manière efficace la dyspnée laryngée; on en est quitte pour remplacer ce tube par un plus grand, s'il est rejeté plus tard dans un effort de toux. En ajoutant des injections de caféine aux injections d'éther, avant d'opérer, on pourrait peut-être diminuer l'asthénie cardiaque et éviter par ce moyen des syncopes de la plus haute gravité. Cette pratique est celle de quelques médecins américains.

Observation VI.

Pierre B..., quatorze ans, entre à l'Hôtel-Dieu, dans le service de M. le professeur Laget, le matin du 20 décembre 1887. Nous voyons le malade à midi : facies pâle, lèvres décolorées; respiration pénible, bruyante, cornage, dyspnée, inspiratoire surtout, voix éteinte, rappelant la laryngite chronique de certains tuberculeux plutôt que la voix croupale (voix basse, mais bien distincte). Il n'y a aucune pseudo-membrane apparente dans la bouche ou les fosses nasales. Avec le doigt, on sent que les rebords de l'épiglotte, les replis ary-épiglottiques et la glotte elle-même sont tuméfiés. Au moyen du laryngoscope, nous apercevons l'épiglotte et la glotte recouvertes d'un enduit grisâtre; mais il n'y a rien qui ressemble à des fausses membranes flottantes ou limitées. A droite du thorax, il y a de la submatité et le murmure vésiculaire est aboli dans toute la hauteur du poumon ; à gauche, la respiration est peu profonde. Le jeune garçon raconte qu'il est malade depuis un mois et il ne nous donne que des renseignements bien vagues sur la marche de l'affection. Le diagnostic reste douteux. L'hypothèse de diphthérie laryngo-bronchique paraît la plus vraisemblable, sans qu'il y ait toutefois des signes évidents de ce processus. P., 116; R., 30; T. centrale, 39-7.

Soir, 8 *heures*. — P. 104; R. 36; Tc. 38,9. La dyspnée et l'asphyxie ont augmenté. Interrogé de nouveau, le malade nous apprend qu'il a craché dans son mouchoir, le matin en venant à l'hôpital, un peu de sang. L'examen du mouchoir nous fait découvrir un débris de fausse membrane assez volumineux, au milieu d'un crachat de pus sanguinolent. La respiration devenant de plus en plus pénible et la trachéotomie étant contre-indiquée par l'état du poumon, nous pensons à l'intubation, pour soulager un peu le malade, en diminuant les causes d'asphyxie et les angoisses de la suffocation. Le patient est assis sur le bord de son lit, les jambes bien enveloppées et pendantes. Le plus gros tube de la série, le n° 8-12, est introduit avec la plus grande facilité. Une quinte de toux survient et le malade expectore du muco-pus sanguinolent et des fragments de fausses membranes. La toux se calme; la respiration se fait plus facilement; les lèvres et les joues se colorent un peu et le malade se sent soulagé. Malgré le tube, il parle très distinctement; mais plus bas encore qu'avant l'opération. Il faut se rapprocher pour saisir ce qu'il dit. Une fois bien calme, nous l'engageons à boire quelques gorgées de lait additionné de rhum, en lui recommandant de tenir lui-même la tasse et d'avaler lentement. Avec ces précautions, il déglutit convenablement. Pourtant, au moment où il finit de boire, il a une quinte de toux pendant laquelle il rejette le tube et une grande quantité de mucosités; le tube est perméable. La dyspnée revient; mais elle est moindre qu'avant l'intubation : ce premier cathétérisme a dilaté la glotte. Quelques minutes après, nous replaçons le tube, et cette fois encore l'opération est des plus faciles ; quelques secondes suffisent. Il est vrai que le malade est d'une docilité telle qu'il est à peine nécessaire de lui maintenir la tête. A la suite de cette deuxième insertion il tousse et xpectore des crachats abondants, mêlés de mucosités purulentes. La respiration redevient facile, et pourtant l'asphyxie continue. Le malade, recouché dans son lit, demande à se reposer, il voudrait dormir. Sur nos instances, il accepte une nouvelle quantité de boisson qu'il déglutit bien et sans qu'il se produise de toux.

Pendant tout ce temps, le fil de sûreté est resté en place; car nous craignons la chute du tube dans la trachée ou son rejet du larynx et son passage dans l'estomac. Son introduction si facile et son expulsion sous un effort de toux ordinaire nous inspirent des craintes. Nous savons que le tube employé est fait pour des enfants de huit à douze ans seulement, et, comme le malade a quatorze ans, le volume du tube et les dimensions du larynx ne sont plus dans les proportions voulues pour la sécurité de l'opération. Aussi nous n'aurions laissé qu'à regret le tube à demeure en dehors de notre présence, et surtout, nous n'aurions pas enlevé le fil, ainsi qu'on le pratique habituellement. Donc, au bout de quelques instants, le fil restant dans la bouche, le malade tire dessus involontairement, en voulant essuyer un crachat arrivé sur les lèvres et entraine le tube au dehors. Nous ne voulons pas introduire une troisième fois un tube qui n'a pas de grandes chances de rester en place. D'ailleurs la marche de l'affection nous montre que le principal obstacle à l'hématose siège plutôt dans les bronches que dans le larynx et cette considération nous fait rejeter aussi la trachéotomie, comme nous l'avons dit plus haut. En effet l'asphyxie survient lentement durant la nuit, et, le matin, quand le malade succombe, la glotte est suffisamment perméable encore pour ne pas être une véritable cause d'asphyxie. Le malade parle distinctement jusqu'à sa mort.

Autopsie. — Les fosses nasales et le pharynx ne présentent rien de particulier, les replis ary-épiglottiques sont œdématiés. Une production diphthéritique d'une certaine épaisseur part du sommet de la face postérieure de l'épiglotte et se continue dans le larynx et la trachée, en se moulant exactement sur la muqueuse. Les ventricules de Morgagni sont comblés par cette production ; on dirait une coulée de plomb fondu et la glotte représente une fente unie. Les premières divisions bronchiques sont oblitérées, du côté droit, par une fausse membrane en forme de corde blanchâtre dont les ramifications s'étendent aux bronchioles ; le poumon est congestionné et presque complètement atélectasié. A gauche, la fausse membrane est moins développée et l'air pénètre encore avec une certaine facilité, surtout dans le lobe supérieur. Dans la trachée et les grosses bronches, la pseudo-membrane se détache facilement de la muqueuse qui est rouge et saignante à la surface.

Au sujet de la chute du tube dans la trachée, nous avons voulu faire quelques expériences, puisque nous n'avions pas employé celui que comportait l'âge du malade. Malgré son plus petit calibre, la tête n'est pas descendue au-dessous du cartilage cricoïde, point le plus étroit du larynx, bien que nous ayons fait de fortes tractions sur le bout inférieur, après avoir sectionné la trachée, entre le premier et le deuxième anneau. Il aurait fallu briser le cartilage pour faire passer la tête. Au niveau de la glotte, il n'en était pas de même, une traction modérée faisait descendre la tête du tube au-dessous des cordes vocales inférieures. Nous pensons donc que nous aurions pu laisser ce tube sans crainte de le voir glisser dans la trachée. Des expériences analogues faites sur des larynx d'enfants plus jeunes nous ont donné les mêmes résultats. Il en est autrement d'habitude pour le rejet du tube. Quand la différence entre son volume et les dimensions du larynx est sensible, les efforts de toux peuvent vaincre la résistance du poids et le chasser au dehors. C'est pour éviter cet inconvénient qu'il faut choisir le plus possible un tube en rapport avec l'âge et le développement du patient.

Nous signalerons en passant un phénomène qui nous a frappé dans quelques observations et surtout dans celle-ci. Nous voulons parler de la voix articulée chez les malades intubés. Dans ce cas particulier, non seulement le larynx était occupé par un tube métallique paralysant l'action des cordes vocales; mais l'autopsie nous a permis de voir que la glotte n'existait plus à vrai dire; tous les organes de la phonation étaient recouverts de fausses membranes. La voix prenait donc naissance ailleurs. Serait-ce à l'aide des replis ary-épiglottiques, du voile du palais et de ses piliers, des lèvres, de la langue et des dents ou à l'aide de tous ces organes à la fois que la voix nettement articulée, mais basse, se produirait quand l'air traverse la glotte, dans un conduit métallique ou pseudo-membraneux? C'est ce qu'on lit dans les traités de physiologie. Dans le cas de trachéotomie, le moindre son n'est plus possible, l'air n'arrivant pas sur ces divers organes.

Observation VII.

Jeanne L., âgée de 3 ans et 9 mois, est malade d'angine diphthéritique depuis trois jours. Le médecin de la famille, M. Grimaud, nous fait appeler pour pratiquer l'intubation, le 27 décembre 1887. A notre arrivée, à deux heures du soir, la petite Jeanne est dans l'état suivant : visage très pâle ; lèvres et extrémités des doigts cyanosées, dyspnée intense, tirage et aphonie, toux rauque et agitation. Les amygdales sont gonflées et rouges, ainsi que le fond de la gorge. Il y a des pseudo-membranes sur les amygdales et les piliers. Le pouls est faible et rapide. La sonorité du thorax est normale. A l'auscultation, on perçoit de gros râles disséminés dans la poitrine. L'asphyxie, sans être imminente, menace de survenir rapidement. Il y a eu plusieurs accès de suffocation depuis la veille. L'intubation, acceptée avec empressement par les parents, est pratiquée à l'instant avec le n° 3-4. Dans un premier essai, le tube est porté un peu en arrière et il s'engage dans l'œsophage ; nous tirons sur le fil pour le réappliquer. Cette fois le tube traverse la glotte sans difficulté. M. Grimaud nous assiste dans l'opération. Le soulagement est immédiat. L'assistance donne des marques d'étonnement et de satisfaction. Sans douleur, sans opération sanglante, la malade est soulagée ! Nous partageons peu cette joie intérieurement ; car l'expérience nous apprend que l'enfant n'en reste pas moins à la merci d'une affection des plus graves. La malade rejette des mucosités spumeuses d'un bon aspect. Le fil est enlevé. Les joues et les lèvres se colorent ; nous faisons boire quelques gorgées de lait mêlé de rhum, la déglutition est difficile, des quintes de toux prolongées l'accompagnent. Replacée dans son lit, l'enfant, docile et intelligente, nous parle distinctement à voix basse, et bientôt elle s'endort. La respiration et le sommeil sont calmes. La toux, fréquente avant l'opération, diminue après et n'interrompt que peu le sommeil.

Le soir, à neuf heures, nous revoyons la malade, elle a dormi presque tout le temps. Mais l'alimentation a présenté de grandes difficultés. Des quintes de toux pénibles accompagent l'ingestion d'une cuillerée de liquide. Aussi nous nous décidons à faire usage de la sonde nasale que nous avons prise par précaution, parce que, avant tout, il faut soutenir les forces de la malade. Celle-ci se prête facilement à la petite opération et nous versons dans l'entonnoir trois quarts de verre de lait contenant dix grammes de rhum. Dans la suite, la mère, dont l'intelligence égale le dévouement, renouvelle elle-même toutes les quatre heures cette petite manœuvre. Dans l'intervalle, on ne lui donne qu'une potion à l'extrait mou de quinquina et à l'acétate d'ammoniaque. Le jus de citron et un collutoire au borate de soude et au miel rosat sont employés contre les plaques de diphthérie de la gorge.

28 *décembre, matin.* Nuit assez bonne, un peu d'agitation, mais pas de dyspnée. Quelques râles secs se sont ajoutés aux râles ronflants de la veille. P. 148, Tc. 39-4.

Soir. L'état pulmonaire est peu modifié, cependant les crachats spumeux de la veille sont devenus muco-purulents; ils contiennent des débris de fausses membranes qu'on observe bien en les délayant dans l'eau. P. 152, Tc. 40,2. Dans la nuit, vers dix heures, il survient une crise de suffocation qui effraie les parents. L'enfant s'agite, se débat, porte les mains à sa gorge comme pour en arracher quelque chose qui l'oppresse. On vient nous chercher en toute hâte. Quand nous arrivons peu de temps après, l'enfant est calme; elle respire bien et il ne reste plus de l'état alarmant qu'un peu d'anxiété et de pâleur de la face. On nous dit que la malade a cessé d'étouffer après un grand effort de toux et quelques mouvements de déglutition. Etait-ce des mucosités épaisses ou un fragment volumineux de fausse membrane qui obstruaient momentanément la lumière du tube? On ne pourrait le dire, puisque la déglutition nous a dérobé le corps du délit.

29, *matin.* Le restant de la nuit se passe sans incident et l'enfant dort assez tranquillement. L'expectoration devient plus difficile et plus purulente. Les bruits respiratoires sont très durs à l'oreille dans toute la poitrine. La respiration est serratique (bruit de scie), suivant l'expression de Trousseau, ce qui est une preuve que la diphthérie envahit les bronches. Les urines sont presque supprimées. P. 148, Tc. 39,4.

Soir. L'enfant est prostrée; elle reste la tête sur l'oreiller. La déglutition est facile maintenant, la malade montre une bonne volonté extraordinaire pour l'alimentation. Malgré les excitants, la toux et l'expectoration l'épuisent durant la nuit : les bronches s'engorgent.

30. La face est d'une grande pâleur, la cyanose gagne les lèvres et les extrémités ; le pouls ne se sent plus à la radiale. Il n'y a pas de dyspnée laryngée. L'enfant a toute sa connaissance et agite encore un petit éventail sur sa poitrine. Elle s'éteint ensuite peu à peu, emportée par la bronchite diphthéritique.

Nous retirons le tube quelques instants plus tard. Il est perméable, pourtant des débris de fausses membranes et des mucosités sont accolées aux parois, le calibre n'en est pas sensiblement diminué.

Il semble résulter de ce cas que l'intubation n'empêche pas la propagation de la diphthérie dans les bronches ; que les difficultés de la déglutition peuvent être de courte durée et que les dangers de l'obstruction du tube sont le plus souvent conjurés par les efforts du patient.

Observation VIII

Jules B., trois ans et six mois. entre le 28 décembre 1887, à l'Hôtel-Dieu, salle Sainte-Catherine, service de M. le professeur Chapplain. Il est envoyé de la ville pour être opéré du croup. L'asphyxie est très avancée et la dyspnée intense. Le cas étant pressant, nous intubons le malade dans la salle auprès de son lit. C'est le tube n° 2 qui est choisi, le n° 3-4 étant employé chez la malade de l'observation précédente. L'opération est facile et rapide. L'air passe librement à travers le tube. Pourtant il se produit un état syncopal qui nous oblige à placer rapidement l'enfant sur le lit. Grâce à la position horizontale, aux frictions excitantes et aux injections hypodermiques d'éther, le pouls revient, ainsi qu'une bonne coloration du visage. Le fil est enlevé; la déglutition est facile. Il y a des signes de broncho-pneumonie des deux côtés. Au bout d'une demi-heure, l'enfant est abandonné aux soins des personnes du service et de sa mère.

Soir. P. 148, R. 38, Tc. 40,5.

29, *matin*. La nuit s'est passée sans incident; mais l'enfant n'a presque pas dormi, les mucosités s'amassent au fond de la bouche et il faut les nettoyer souvent avec un pinceau. P. 160, R. 40, Tc. 41. L'enfant meurt le soir dans le collapsus. La trachéotomie aurait-elle favorisé davantage la sortie des mucosités bronchiques? Peut-être; mais l'état des poumons n'encourageait guère à cette opération.

Le tube est retiré le lendemain à l'amphithéâtre : il est perméable. La rigidité cadavérique rend l'extraction laborieuse, la bouche étant très difficile à ouvrir. Le froid de la nuit a presque congelé le cadavre.

Cette observation semble indiquer que l'introduction d'un tube un peu petit est facile; que cette condition n'est pas toujours une cause d'instabilité; que l'écartement des mâchoires peut prédisposer à la syncope un enfant très affaibli; qu'il est bon de retirer le tube autant que possible avant que la rigidité cadavérique soit avancée.

Observation IX

Gaston L., cinq ans et cinq mois, entre à l'hôpital de la Conception, service de M. le Dr Fioupe, le 30 décembre 1887. Nous examinons le malade le 31 au soir. Pommettes colorées; facies animé, aphonie, toux rauque, dyspnée assez marquée; fausses membranes sur les amygdales, les piliers et la luette ; pas de coryza diphthéritique. L'enfant est malade depuis le 23 décembre et l'affection est allée en s'aggravant, malgré les soins du médecin de la ville et ceux reçus à l'hôpital. P. 100, Tc. 37,8.

L'intubation est pratiquée avec le n° 5-7, sans grande difficulté. Il y a de la bronchite diphthéritique et de la congestion des bases.

1er *janvier*, *matin*. La nuit a été calme; seulement la déglutition se fait avec un peu de gêne. Expectoration de mucopus et de débris de fausses membranes. Quantité d'urines émises faible; albumine en grande quantité. P. 112, Tc. 39,5.

2, *matin*. L'état pulmonaire est toujours mauvais, suppression des urines. P. 124, R. 28, Tc. 40,5. *Soir*. P. 148, R. 48, Tc. 40,4.

Le malade meurt paisiblement dans le courant de la nuit emporté par les progrès de la diphthérie broncho-pulmonaire et de la néphrite.

Les parois du tube sont tapissées de débris de pseudo-membranes; mais la lumière n'en est pas sensiblement diminuée.

Observation X.

(Recueillie en partie par M. le Dr Alezais).

Berthe X., seize mois, non sevrée, grosse, bouffie, chairs pâles d'habitude. La maladie débute le 3 janvier 1888, par de la fièvre et du malaise. Dans la nuit du 5 au 6 surviennent les premiers symptômes de laryngite : toux rauque et un peu de suffocation. Le 7, à huit heures du matin, la fièvre est vive, le facies pâle, les lèvres bleuâtres; il y a du tirage et de l'aphonie, la dyspnée est bien marquée. La gorge est rouge et l'on voit des plaques de diphthérie sur les amygdales; pas de coryza spécifique. Quelques ganglions sous-maxillaires sont engorgés. Au sommet gauche et à la base droite des poumons, il y a de la submatité, des râles fins sont disséminés dans toute la poitrine. L'air pénètre assez bien dans les poumons. P. 178, R. 44.

Trois heures plus tard, la respiration est moins profonde, la dyspnée est intense et l'asphyxie fait de rapides progrès. Le Dr Alezais, médecin de la famille, nous fait appeler pour pratiquer l'intubation. Nous opérons immédiatement; c'est le tube n° 2 qui est employé. Ce tube est un peu volumineux, étant donné l'âge et le sexe de l'enfant; aussi la première fois, il glisse dans le pharynx; ce n'est qu'au deuxième essai que la glotte est franchie et qu'il pénètre dans le larynx. L'air passe librement. L'opération a été très courte et n'a pas paru fatiguer la malade. Pourtant il survient des phénomènes de collapsus : disparition du pouls et refroidissement des extrémités. Sous l'influence de l'ingestion de petites quantités de rhum et d'acétate d'ammoniaque, de frictions térébenthinées sur les membres et le thorax, l'état syncopal disparaît peu à peu. Le fil est enlevé. Au bout de vingt-cinq minutes, l'enfant est assez bien pour que nous la laissions s'endormir; le sommeil est entrecoupé de temps en temps par des accès de toux explosive. La respiration est calme et les symptômes de dyspnée ont cessé. P. 188, R. 38, Tc. 40.

Soir. La journée a été assez bonne; mais la fièvre intense laisse peu d'espoir; la respiration est courte et rapide. P. 196; R. 60; T. 42.

L'enfant s'éteint le lendemain matin, emportée par sa diphthérie infectieuse. Le tube était perméable.

Observation XI.

Félix P..., quatre ans et sept mois, malade depuis le 25 janvier 1888, est retiré de la pension parce qu'il tousse un peu et parce qu'il a perdu l'appétit; cependant il joue encore jusqu'au 29. Le lendemain, la joie et l'entrain disparaissent; il se plaint de la gorge; la voix et la toux deviennent rauques. Durant la nuit suivante, il y a de l'agitation; mais pas de dyspnée. La journée du 31 n'est pas mauvaise, seulement le malade refuse presque toute alimentation. Le soir la respiration est bruyante et un accès de suffocation survient à neuf heures. Le petit garçon se lève brusquement sur son lit; il agite ses bras, porte les mains à sa gorge et devient d'une pâleur extrême. Cet état dure quelques minutes puis se calme un peu. On donne alors de l'ipéca en vomitif et les efforts qu'il provoque amènent une modification salutaire et le reste de la nuit se passe sans nouvel accès. Dans la matinée du 1er février, l'aphonie augmente, la toux devient franchement croupale et la respiration est de plus en plus bruyante. On fait vomir de nouveau dans la journée. La dyspnée n'est pas modifiée par cette médication ni par les autres moyens dirigés contre les plaques de diphthérie de la gorge.

Le soir, le Dr Maurel, médecin de la famille, voit l'enfant en consultation avec le Dr Queirel. L'état est grave et l'intervention chirurgicale est jugée nécessaire; l'intubation est la méthode opératoire proposée à la famille qui l'accepte. On nous fait prévenir et à dix heures du soir nous arrivons auprès du malade. En ouvrant la porte de la chambre, on entend une respiration bruyante, nettement croupale; l'enfant est éveillé; il s'agite, changeant de place à chaque instant. Les bruits produits par la respiration impressionnent très péniblement l'entourage. L'aphonie est complète et la dyspnée intense. Les pommettes sont colorées et le reste de la face est pâle. On voit de grandes pseudo-membranes sur les amygdales et les piliers. P. 120; R. 32.

Le Dr Maurel arrive quelques minutes après et nous pratiquons l'intubation. Le tube no 3-4 est celui que nous employons. L'enfant est difficile à maintenir, indocile et nerveux, il déploie une grande vigueur pour se soustraire à l'opération. Le père et la mère, surmontant leurs sentiments de tendresse, nous servent d'aides, faute d'autres personnes, et tiennent le patient aussi immobile que possible. Le Dr Maurel nous fixe l'écarteur et le fil de sûreté. Au moment où nous portons le tube au fond de la gorge, des mouvements de la tête, insuffisamment maintenue par la mère, que le courage abandonne, le font glisser dans l'œsophage. La quinte de toux explosive et métallique ne se produisant pas et la dyspnée restant la même, nous tirons sur le fil. La deuxième fois, la tête étant mieux maintenue, le tube pénètre sans difficultés, en quelques secondes, dans le larynx.

L'enfant tousse et rend d'abondantes mucosités sanguinolentes. Avant de retirer le fil, nous faisons boire une cuillerée à café de cognac afin de provoquer une toux un peu forte pour voir si le tube ne sera pas rejeté avec une certaine facilité : comme il reste en place malgré la toux violente, le fil est enlevé.

L'enfant parle distinctement à voix basse. A la base et en arrière du poumon gauche, il y a de la matité et des râles crépitants fins : on entend de gros râles disséminés dans le reste de la poitrine. L'enfant, replacé dans son lit, s'endort paisiblement. La respiration est calme, douce et silencieuse. Lait, rhum, extrait mou de quinquina. P. 124; R. 28.

2 *février*, *matin*. La nuit a été bonne et le sommeil, interrompu de temps en temps par la toux et l'expectoration, a duré jusqu'au matin. Ni la dyspnée, ni les accès de suffocation n'ont reparu. La déglutition, celle du lait surtout, provoque des quintes pénibles ; le malade avale mieux sa potion à l'extrait mou de quinquina. L'état général paraît bon, la coloration de la face est presque normale ; la respiration est calme. Malheureusement on trouve, au point de matité de la veille, un souffle et des râles crépitants fins : il y a là un foyer de broncho-pneumonie, occupant le lobe inférieur gauche. Dans le poumon droit, la respiration est rude surtout à la base, où le murmure vésiculaire ne peut être perçu. P., 116; R., 26; Tc., 38,2.

Si ce n'était la surprise de l'auscultation, il y aurait tout lieu d'être satisfait de l'état du malade.

Soir. A gauche, la zone de matité s'est un peu étendue et le souffle s'est modifié; il est moindre. De la matité et des crépitants fins apparaissent à la base du côté droit. Comme la déglutition est toujours difficile, nous voulons faire usage de la sonde nasale; mais le malade est si impatient, si indocile qu'il nous faut renoncer à ce moyen. Nous prescrivons alors des lavements nutritifs donnés toutes les quatre heures; ils sont assez bien gardés ; de plus, on alimente un peu par la bouche. Les boissons provoquent la toux et favorisent l'expulsion des mucosités qui peuvent s'accumuler dans le tube et le fond de la gorge. Le badigeonnage des plaques de diphthérie irrite le malade d'une façon extraordinaire. Il faut lui mettre l'écarteur des mâchoires chaque fois qu'on veut panser le pharynx. Du tube montent du muco-pus et des débris de fausses membranes. P., 148 ; R., 26; T. c., 38, 8.

3, *matin.* — Facies pâle, abattement, calme inquiétant. Des ronchus s'entendent à distance; les signes sthétoscopiques de la poitrine paraissent stationnaires ou peu modifiés. Une potion excitante est ajoutée au traitement de la veille. Les lavements de lait et de vin de peptone sont continués, mais donnés plus rarement parce que le malade avale avec assez de facilité depuis quelques heures. P., 112; R., 32; T., 39,8.

Soir. L'enfant est moins abattu que le matin et l'œil est plus vif; il s'intéresse à ce qui se passe autour de lui; il est même d'une gaîté et d'une douceur de caractère inaccoutumée qui nous inquiète. On dirait une sorte d'ébriété; les divers excitants pris dans la journée sont peut-être un peu la cause de cet état. Pourtant la broncho-pneumonie s'étend dans les deux poumons et la respiration s'accélère. L'enfant, qui n'avait pas uriné la veille, a émis un peu d'urine en allant du corps. Les lavements n'ont été gardés qu'en partie. La situation est des plus graves. P., 120; R., 42; T. c., 39,8.

Dans le courant de la nuit, la respiration devient de plus en plus rapide ; la pâleur de la face augmente ; le regard s'égare dans le vide et l'enfant s'éteint paisiblement, emporté par la broncho-pneumonie et l'infection générale.

Le tube, extrait le lendemain, est perméable et bien en place.

Cette observation démontre que dans certains cas l'intubation n'exige pas de grands-soins consécutifs à l'opération. Chez cet enfant, il n'est survenu aucun incident durant les cinquante-deux heures qu'il a gardé le tube. Une visite le matin et le soir comme pour un malade ordinaire a suffi. Il n'y a pas eu d'accès de dyspnée pendant tout ce temps et la difficulté de déglutition n'a duré qu'un jour et demi.

Observation XII

Gabrielle M., 2 ans et 7 mois, malade depuis le 2 février 1888 : d'une angine diphthéritique, est prise de symptômes de croup le 12; toux rauque, aphonie, tirage, accès de suffocation, dyspnée. On constate la présence d'épaisses pseudo-membranes sur les amygdales et le fond du pharynx. Rien dans les fosses nasales. Le 13, les symptômes de la veille s'accentuant, M. David, médecin de la famille, nous envoie chercher pour pratiquer l'intubation. La dyspnée est assez marquée et l'asphyxie s'annonce déjà par la cyanose des lèvres et des extrémités et par la tendance au refroidissement.

M. David nous assiste dans l'opération. En quelques secondes et avec une grande facilité cette fois (l'enfant est bien maintenue, nous introduisons le tube n° 2 dans la glotte. A la suite de la quinte de toux que provoque la présence du tube dans le larynx, l'enfant expectore des mucosités purulentes en grande quantité. Le fil est retiré quelques instants après et la malade replacée dans son lit. La respiration est calme, facile et la dyspnée a cessé complètement. Il n'y a pas eu le moindre phénomène de choc ; par exception, il y a peu de tendance au sommeil. A la base des poumons, et un peu plus à droite qu'à gauche, on trouve de la submatité et des signes de congestion.

Soir. La journée a été bonne ; toutefois l'enfant a peu dormi. La déglutition se fait sans trop de peine. P., 144; R., 44; T. ax., 39, 4.

14 *février. Matin.* Aucun incident n'est survenu pendant la nuit. Du souffle apparaît à la base du poumon gauche. Des lavements nutritifs sont ordonnés pour combattre l'inappétence. P., 144 ; R., 46 ; T., centrale 39,9.

Soir. L'état est peu modifié; cependant le bruit de souffle a presque disparu et, à sa place, on entend des crépitants fins; à droite, il y a des noyaux de congestion intense. Dans toute la poitrine, les bruits respiratoires sont durs à l'oreille, presque serratiques. Nous connaissons la gravité pronostique que Trousseau attribuait à cette respiratton : aussi nous conservons peu d'espoir. Nous ordonnons de la quinine en lavements pour combattre l'hyperthermie.

15 *février. Matin.* La broncho-pneumonie a gagné en étendue ; la malade est abattue et d'une pâleur plombée; le collapsus survient dans la soirée et emporte l'enfant, qui résistait depuis quatorze jours à l'infection diphthéritique.

Le tube, retiré quelques heures après la mort, contient des mucosités très adhérentes et des débris de fausses membranes sur les parois. Il reste encore un passage suffisant pour l'air.

Cette observation peut s'ajouter à la précédente pour démontrer que les soins consécutifs à l'opération sont des plus simples dans certains cas ; elle est la dernière que nous ayons pu recueillir pour notre thèse inaugurale.

Nous avions terminé ce travail, quand l'occasion d'observer un nouveau cas s'est présentée.

Observation XIII

Eugène B., cinq ans moins quelques jours, a eu une pneumonie au mois de janvier 1888 et la variole au mois de février. En convalescence de ces deux maladies depuis quinze jours, il est pris, le soir du 13 mars, de symptômes de diphthérie laryngée : toux et voix rauques, inappétence, lassitude, fièvre. Pendant la journée du 14, les symptômes augmentent d'intensité ; le soir, la dyspnée apparaît, et dans la nuit, il y a des accès de suffocation et de l'insomnie. M. le professeur Villard, qui donne ses soins à l'enfant, nous appelle pour pratiquer l'intubation, le 15 au matin. Nous arrivons auprès du malade à dix heures, avec les Drs Laplane et Roux, chefs de clinique. L'enfant est pâle et présente une teinte livide autour des yeux et aux lèvres ; il est aphone ; la respiration est rendue bruyante par le tirage ; la dyspnée est bien marquée et l'asphyxie assez avancée ; on voit des pseudo-membranes dans le fond de la gorge ; le pouls est très faible et fréquent, mais régulier. Il est urgent d'intervenir pour soulager le malade. L'intubation est pratiquée séance tenante. MM. Laplane et Roux assistent à l'opération.

L'introduction du tube présente des difficultés, et, comme nous préférons les tentatives répétées mais courtes, aux efforts d'une certaine durée, ce n'est qu'au troisième essai que nous franchissons la glotte : les deux autres fois, le tube était entré dans le pharynx. C'est notre insertion de tube la plus laborieuse jusqu'à présent. Cette difficulté est due certainement en grande partie au volume du tube. L'enfant n'a pas encore cinq ans révolus, et cependant nous tenons à lui placer le n° 5-7, pour le faire bénéficier d'une entrée d'air aussi considérable que possible. Le tube introduit, le patient tousse un peu ; la toux est explosive, mais l'expiration n'est pas assez puissante pour entraîner au dehors les mucosités qui encombrent les bronches. Nous le faisons placer horizontalement sur un lit pour prévenir une syncope ; car il y a des signes de choc. La dyspnée est moindre, mais le soulagement ne se produit que lentement. Une cuillerée à café de cognac est donnée pour provoquer un accès de toux. La quinte se produit et une certaine quantité de muco-pus est rejetée au dehors. Deux ou trois fois encore l'expectoration des crachats est provoquée de la même façon. L'air entre de plus en plus facilement dans les poumons ; toutefois l'inspiration reste un peu dyspnéique ; le creux sus-sternal se déprime légèrement. Nous nous demandons, avec les docteurs présents, s'il ne faudra pas en venir à la trachéotomie. Enfin la dyspnée cesse progressivement.

L'enfant est assis maintenant sur le lit ; il boit quelques gorgées de café en tenant lui-même la tasse. La déglutition se fait d'une façon satisfaisante. M. le professeur Villard et le Dr Giraud, chef de clinique, arrivent à ce moment et trouvent l'état respiratoire satisfaisant. La trachéotomie est réservée pour plus tard, si la dyspnée venait à se reproduire. Quelques instants plus tard, le fil étant retiré, le malade est recouché dans son lit bien chauffé et il ne tarde pas à s'endormir profondément. Pendant le sommeil, la respiration est tout à fait calme et silencieuse. Acétate d'ammoniaque et extrait mou de quinquina, lait, cognac, bouillon.

Soir, 2 heures. Il a fallu éveiller l'enfant pour le faire boire. Nous le trouvons assis sur son lit ; il n'y a pas de dyspnée à proprement parler ; cependant la respiration est un peu accélérée ; il est encore pâle ; il y a de la fièvre. P., 132 ; R., 44 ; T. c., 39, 4. Lavements de quinine.

Soir, 9 *heures*. M. Villard a vu l'enfant à cinq heures et a trouvé l'état très satisfaisant. Le sommeil n'a presque pas discontinué depuis le matin. Le petit garçon s'amuse avec ses fouets. Il exprime ses sentiments avec facilité à voix basse. Il a de bonnes couleurs ; peut-être même le facies est-il un peu trop animé. La nuit se passe bien : le malade dort, boit sa potion et un peu de lait, lorsque, à six heures du matin, il demande à aller sur les genoux de sa mère. A peine y est-il depuis quelques minutes, qu'il pâlit, renverse la tête et tombe inerte. On le frictionne, on le secoue ; mais tout est inutile : l'enfant à succombé.

Le récit de cette mort soudaine nous fait craindre une obstruction du tube ou peut-être son déplacement, bien que ce dernier accident n'occasionne jamais la mort d'une façon aussi rapide, qu'il soit avalé ou rejeté au dehors.

L'extraction du tube, faite quelques heures après le décès, est laborieuse à cause de la difficulté qu'on éprouve à écarter les mâchoires.

Nous trouvons le tube bien en place et non obstrué. Deux fausses membranes volumineuses adhèrent à sa paroi extérieure, l'une au-dessus, l'autre au-dessous du renflement fusiforme. Nous pensons que la mort doit être attribuée aux progrès de l'infection générale et qu'elle s'est produite par syncope.

Dans cette observation, nous avons pu faire, une fois de plus, l'expérience que la difficulté de l'insertion augmente avec le volume du tube. Ce petit désavantage est compensé par une plus grande stabilité de l'appareil et par le passage d'un volume d'air plus considérable, ce que l'on ne doit pas négliger lorsqu'il s'agit de combattre une maladie essentiellement asphyxique.

APPENDICE

MALADIES DU LARYNX OU L'INTUBATION PEUT ÊTRE INDIQUÉE.

En dehors du croup, il y a des affections où la fonction respiratoire est compromise par une cause permanente ou passagère : dans ces circonstances, si la dyspnée est assez durable pour inspirer des craintes sur la conservation de la vie, et si l'intervention chirurgicale est indiquée, on pourra choisir entre la trachéotomie et l'intubation.

Recherchons maintenant quelles sont les maladies dans lesquelles on devra employer l'une plutôt que l'autre.

Dans le cas de laryngite catarrhale aiguë, de laryngite striduleuse — les deux se confondent bien souvent, — le gonflement des cordes vocales, leur contraction spasmodique, leur paralysie peuvent provoquer parfois une suffocation si grave, que le médecin doit, dans certains cas, rares il est vrai, ne pas hésiter à intervenir. La trachéotomie est une grave opération pour une affection en elle-même si légère. Il suffirait de gagner un peu de temps (1), quelques heures peut-

(1) Malgaigne. Comptes rendus de l'Académie de méd. de Paris, 1858 et 1859.

être. L'intubation paraît indiquée. Il en est de même de l'asthme thymique des petits enfants et de la suffocation grave par spasmes hystériques. Dès que le péril deviendrait apparent, on ferait l'intubation : celle-ci permettrait d'instituer une médication efficace pour combattre l'état spasmodique ou inflammatoire, et la maladie prendrait vite fin avec le retrait du tube.

Sténoses par compression de la trachée. — Tumeurs de voisinage. Le Dr Waxham (1) a pratiqué l'intubation pour un goître chez une jeune fille de quatorze ans ; il dut employer un tube d'une grande longueur pour dépasser l'étranglement et combattre la suffocation qui était très grave.

Laryngo-sténoses chroniques. — Brides cicatricielles, rétrécissements sus et intra-glottiques, sous-glottiques (2), tumeurs intra-laryngiennes. Pour des cas de ce genre, Bergmann (3) donne l'appréciation suivante : « L'intubation a, sur les autres traitements, cet avantage : à peine nécessite-t-elle au début, le séjour du malade à l'hôpital ; elle lui permet de reprendre son travail et de gagner sa vie, autrement vite que les opérations radicales de sténoses (excision avec trachéotomie ou laryngotomie). »

Dans les cas d'œdème de la glotte d'origine tuberculeuse, albuminurique, etc., l'intubation peut être

(1) Waxham. *Journal of the American med. sc. Chicago.* 26 mars, 1887.

(2) Schrœtter. *Chirurgical Beiträge, Stuggard, Enk.*, 1882.

(3) Bergmann. *St-Petersbourg med. Wochenschrift*, 1883, n° 18.

d'une grande utilité. Mac Ewen (1) cite cinq cas de succès chez des adultes, intubés pour un œdème de la glotte et des maladies organiques du larynx.

Elle a été employée (2) aussi pour aider au retrait de la canule à trachéotomie chez les enfants opérés depuis deux, quatre, huit ou quinze mois, quelquefois depuis deux ou trois ans.

O'D'wyer pense que, dans l'avenir, l'intubation rendra de grands services dans les sténoses du larynx, principalement dans celles qui sont d'origine syphilitique. Il sera possible d'arriver, par ce moyen, à dilater les rétrécissements, car le traitement local agira pour son compte d'abord, et puis, il permettra d'attendre les effets de la médication générale.

Donc, en dehors du croup, l'intubation semble indiquée :

1° Toutes les fois que la respiration est compromise par une cause passagère, comme l'inflammation et le spasme, et donnant lieu à une dyspnée assez intense et d'assez longue durée pour menacer la vie.

2° Pour dilater les sténoses chroniques de différente nature.

3° Pour combattre une asphyxie imminente dans le cas de compression de la trachée et donner ainsi le temps de recourir à une intervention efficace.

(1) Mac Ewen. *British. med. Journ. july* 1880.

(2) Golding (B). *The journal of Laryngology, and Rhinology*, janvier 1887.

CONCLUSIONS

I. — L'intubation du larynx est une opération moins difficile, plus rapide et moins dangereuse que la trachéotomie.

II. — Elle peut s'appliquer aux enfants de tout âge atteints de diphthérie ; mais elle rendra surtout des services pour les sujets ayant moins de trois ans et demi, chez lesquels la trachéotomie est d'une exécution difficile et dont les résulats sont généralement des plus mauvais.

III. — Elle n'exige pas de soins consécutifs spéciaux ; elle sera donc tout particulièrement applicable dans les cas où le milieu ne se prête pas à un traitement post-opératoire convenable.

IV. — Les guérisons obtenues par les médecins américains démontrent la valeur de cette nouvelle méthode. Ils intubent tous les petits malades atteints de dyspnée laryngée, quel que soit leur âge, les complications et le degré de collapsus, et, malgré cela, ils obtiennent des résultats égaux aux meilleures statistiques de la trachéotomie, où l'on choisit toujours plus ou moins les malades.

V. — Une objection à faire à l'intubation, c'est la difficulté de déglutition assez fréquente. De légères modifications dans les instruments sont encore nécessaires pour donner à cette méthode tout le mérite qu'elle peut avoir. L'étude de la question n'est pas encore assez complète non plus pour poser dès maintenant les lois de cette opération. Il faut laisser l'expérience nous instruire davantage sur son emploi.

VI. — Cependant, telle qu'elle est, l'intubation est déjà une belle conquête pour lutter contre « une affection dont la gravité et la fréquence augmentent dans tous les pays (1) ». On lui doit aujourd'hui de nombreuses existences.

VII. — Cette opération ne doit pas faire disparaître la trachéotomie : les deux doivent se combiner.

VIII. — Le plus souvent, l'intubation suffira; mais, dans certains cas particuliers, la trachéotomie sera nécessaire et, dans d'autres, cette dernière opération remplacera la première avec quelque avantage.

IX. — Pas plus que la trachéotomie, elle n'empêche la propagation de la diphthérie aux bronches.

X. — Enfin l'intubation est applicable à plusieurs maladies du larynx autres que le croup, et peut encore ici rendre des services dans l'art si difficile de guérir.

(1) Duiardin-Beaumetz. *Loco citato.*

INDEX BIBLIOGRAPHIQUE

Medical Review, Pittsburgh, 1887, I. 114.
Cincinnati Lancet Clinic, 1887, LVII, 97.
St-Louis Medical and Surgical Journal, 1887, LII, 115.
Canadian Practitioner, Toronto, 1887, XII, 1.
Medical Register, Philadelphia, 1887, I, 174.
Journal of the American Medical Association, 1887, VIII, 109.
Journal of the American Medical Association, 1887, VIII, 342.
New-York Medical Journal, 1887, XLV, 238.
Medical News, Philadelphia, 1887, L, 341
American Lancet, Detroit, 1886, N° S., X, 401.
Maryland Medical Journal, 1886, XVI, 67.
American Practitioner and News, Louisville, 1886, N° S., II, 321.
The Medical Record, 1886, XXX, 665.
Hahnemannian Monthly, June 1886. Reprint.
Chicago Medical Journal and Examiner, 1885, L, 475.
Archives of Pediatrics, Philadelphia, 1885, II, 657.
Chicago Medical Journal and Examiner, 1885, LI, 511.
Chicago Medical Journal and Examiner, 1886, LII, 353.
Chicago Medical Journal and Examiner, 1886, LIII, 132.
Buffalo Medical and Surgical Journal, 1886, XXVI, 226.
Medical and Surgical Reporter, Philadelphia, 1886, IV, 586.
Maryland Medical Journal, Baltimore, 1886, XVI, 168.
Weekly Medical Review, Saint-Louis, 1887, XV, 57.
The Medical Record, New-York, 1886, XXX, 487.
The Medical Record, New-York, 1886, XXX, 683.
Medical Journal, New-York, 1886, XLIII, 384.

Journal of the American Medical Association, Chicago, 1886, VII, 35.

Chicago Medical Journal and Examiner, 1885, LI, 401.

Chicago Medical Journal and Examiner, 1886, LIII, 214.

The Medical Record, New-York, 1886, XXIX, 410.

Medical Register, Philadelphia, 1887, I, 146.

Journal of the American Medical Association, Chicago, 1887, VIII, 337.

Journal of the American Medical Association, Chicago, 1887, VIII, 359.

Pacific Medical and Surgical Journal, San Francisco, 1887, XXX, 129.

Cincinnati Lancet Clinic, 1881, N. S. XVIII, 321.

Journal of the American Medical Association, Chicago, 1886, VI, 426.

Journal of the American Medical Association, Chicago, 1886, VI, 147.

New-York Medical Journal, 1886, XLIV, 273.

New-York Medical Journal, 1886, XVII, 322.

Medical Times, Chicago. Reprint.

The Medical Record, 1887, XXXI, 608.

New-Yorker Medizinische, 1887, III, 259.

Intubation of larynx. Papers read before the New-York Academy of Medicine, in the stated meeting of June 2, 1887.

Bristish medical Journal, july 1880 and october 24, 1885.

The Journal of Laryngology and Rhinology, january 1887.

St-Petersbourg Medic. Wochenschrift, 1883, n° 18.

Berlin. Klin Woch. 24 octobre 1887.

Gazetta medica italiana : Provincie Venete, Anno XXI, n° 8.

Comptes rendus de l'Académie de médecine de Paris, 1858 et 1859.

Trousseau. Clinique médicale.

Bouchut, Clinique de l'hôpital des Enfants malades, Paris, 1884.

Dujardin-Beaumetz. Leçons de clinique thérapeutique, vol. 2.

Chabanet. Tubage de la glotte. Thèse de Paris, 1887.

Revue générale de clinique et de thérapeutique, 26 mai et 15 décembre 1887.

Progrès Médical, 30 avril, 18 juin, 13 août, 10 septembre, 1er et 22 octobre 1887.

Semaine Médicale, 1886, p. 215 ; 1887, p. 47 et 190.

Bulletin Médical, 4 et 8 mai 1887.

Paris Médical, 15 janvier 1887.

Gazette hebdomadaire des sciences médicales de Montpellier, 2 avril 1887.

Gazette hebdomadaire de médecine et de chirurgie, 25 février 1887, p. 136.

Normandie Médicale, 1er septembre 1887.

Gazette des Hôpitaux, 5 juillet 1887.

TABLE DES MATIÈRES

Paris. — Typ. A. PARENT, A. DAVY, succ., imp. de la Faculté de médecine,
52, rue Madame et rue Corneille, 3

PARIS. — TYP. A. PARENT, A. DAVY, SUCCESSEUR,
52, RUE MADAME ET RUE CORNEILLE, 3

www.ingramcontent.com/pod-product-compliance
Ingram Content Group UK Ltd.
Pitfield, Milton Keynes, MK11 3LW, UK
UKHW021210220726
13924UKWH00003B/1445

9 782019 274412